LA RAGE

AVANTAGES DE SON TRAITEMENT

PAR LA

MÉTHODE PASTEUR

NÉCESSITÉ DE CAUTÉRISATIONS

PRÉALABLES

PAR

LE Dʳ CONSTANTIN JAMES

Ancien collaborateur de Magendie

Chevalier de la Légion d'honneur, Commandeur de l'Ordre pontifical de Saint-Silvestre
Chevalier des Ordres de Léopold de Belgique
de Charles III d'Espagne, du Christ du Portugal
de Frédéric du Wurtemberg, d'Adolphe de Nassau, de Saint-Michel de Bavière
d'Ernest de Saxe, de François Iᵉʳ des Deux-Siciles, des SS. Maurice
et Lazare de Sardaigne
Membres de plusieurs Académies françaises et étrangères, etc.

OUVRAGE ORNÉ DE PLUSIEURS VIGNETTES

PARIS

A. LAHURE, ÉDITEUR

9, RUE DE FLEURUS, 9

1886

LA RAGE

AVANTAGES DE SON TRAITEMENT

PAR LA

MÉTHODE PASTEUR

NÉCESSITÉ DE CAUTÉRISATIONS PRÉALABLES

OUVRAGES DU MÊME AUTEUR

Leçons sur les Phénomènes physiques de la vie, professées par Magendie au Collège de France, et publiées par Constantin James, son élève. 5 volumes.

Leçons sur les Fonctions et les Maladies du système nerveux, professées par Magendie au Collège de France, et publiées par Constantin James, son élève. 2 volumes.

Observation de guérison d'une Paralysie de la sensibilité d'un côté de la face, avec perte de la vue, du goût, de l'ouïe et de l'odorat, présentée à l'Académie de Médecine.

Mémoire sur les Névralgies et leur traitement par l'électricité galvanique, d'après la méthode de Magendie.

Observation de guérison d'une Paralysie de la totalité du mouvement de la face (En collaboration avec Magendie).

Mémoire sur l'emploi de l'Électricité galvanique dans le traitement de la Paralysie des membres inférieurs (En collaboration avec Magendie).

Guide pratique aux Eaux minérales, aux Bains de mer et aux Stations hivernales contenant : La description détaillée des Établissements thermaux, des Plages balnéaires et des Stations hivernales, tant de la France que de l'Étranger, — Des Études sur l'Hydrothérapie ancienne et moderne, — Enfin, un Traité thérapeutique complet des diverses Maladies pour lesquelles on se rend aux eaux.
1 vol. cartonné. 12ᵉ édition. Bloud et Barral, éditeurs.

Toilette d'une Romaine au temps d'Auguste et Conseils à une Parisienne sur les cosmétiques. — Ce livre, dont la lecture a l'attrait d'un roman, comprend la description très exacte de tout ce que faisait une élégante de Rome dans un but de coquetterie, et de tout ce que doit faire une Parisienne dans un but d'hygiène. C'est, à vrai dire, le *Guide de la toilette d'une femme.*
1 volume broché. 3ᵉ édition. Garnier frères, éditeurs.

Médecine pratique des familles, comprenant : Premiers soins à donner avant l'arrivée du Médecin, — Conseils à une jeune Mère, — Un nouveau traitement de l'Acné, de la Couperose et du Pityriasis, — Cure radicale du Cancer de la face, — Guide pharmaceutique et Manuel de la garde-malade.
1 volume broché. 3ᵉ édition. Bloud et Barral, éditeurs.

Moïse et Darwin, ou l'Homme de la Genèse comparé à l'Homme-Singe. — C'est une justification complète des récits de la Genèse. C'est de plus une réfutation scientifique et humoristique des théories de Darwin sur les prétendues Transformations de l'Homme en Singe. C'est enfin le meilleur Manuel d'enseignement spiritualiste à opposer à l'enseignement athée.
1 volume broché. Bloud et Barral, éditeurs.

14257. — Imprimerie A. Lahure, 9, rue de Fleurus, Paris.

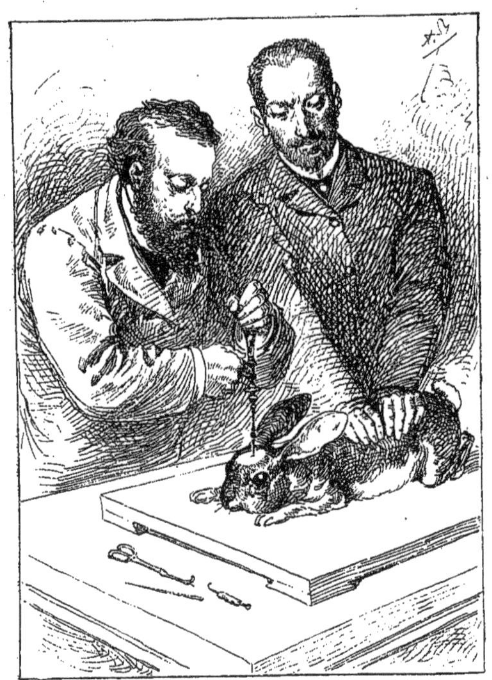

Une fois chloroformé, on le trépane (page 55).

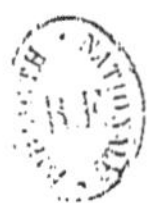

LA RAGE

AVANTAGES DE SON TRAITEMENT

PAR LA

MÉTHODE PASTEUR

—

NÉCESSITÉ DE CAUTÉRISATIONS
PRÉALABLES

PAR

LE Dʳ CONSTANTIN JAMES

Ancien collaborateur de Magendie

Chevalier de la Légion d'honneur, Commandeur de l'Ordre pontifical de Saint-Silvestre
Chevalier des Ordres de Léopold de Belgique
de Charles III d'Espagne, du Christ du Portugal
de Frédéric du Wurtemberg, d'Adolphe de Nassau, de Saint-Michel de Bavière
d'Ernest de Saxe, de François Iᵉʳ des Deux-Siciles, des SS. Maurice
et Lazare de Sardaigne
Membres de plusieurs Académies françaises et étrangères, etc.

—

OUVRAGE ORNÉ DE PLUSIEURS VIGNETTES

PARIS

A. LAHURE, ÉDITEUR

9, RUE DE FLEURUS, 9

—

1886

LA MÉTHODE PASTEUR

LA RAGE ET M. PASTEUR

La découverte de M. Pasteur. — Enthousiasme qu'elle provoque. — Froid
jeté par quelques échecs. — Mes recherches sur sa valeur vraie. —
Documents officiels. — Études qui compléteront ce travail.

Les Communications faites par M. Pasteur à l'Académie des Sciences sur la guérison de la rage ont provoqué de toutes parts un immense enthousiasme, et son nom a retenti, on peut le dire, jusqu'aux confins du monde. C'est que la maladie dont il annonçait avoir trouvé le remède, est de toutes la plus terrible comme jusqu'ici elle avait été la plus incurable. Aussi que de services une semblable découverte ne semble-t-elle pas appelée à rendre ! C'est sous l'impression de cette perspective que fut voté par acclamation l'Institut qu'on dédie à l'illustre savant comme autrefois la Grèce avait dédié un temple à Esculape.

Oui, ce fut là un noble et généreux élan qui a réuni au dehors les suffrages de tous. Seulement depuis lors les faits ont parlé et plusieurs échecs survenus coup sur coup ont jeté, qu'on me permette le mot, un certain froid dans les esprits. C'est au point que nombre de personnes, sans aucune hostilité préconçue, en sont aujourd'hui à se demander si la méthode de M. Pasteur a tenu réellement toutes ses promesses, et même jusqu'à quel point elle est apte à guérir la rage.

Telle est précisément la question que je me propose d'aborder dans ce travail, question que je crois être plus en mesure que personne de pouvoir résoudre. Par suite, en effet, de mes relations antérieures avec M. Pasteur, j'ai eu toutes les facilités possibles pour suivre dans son laboratoire et jusque dans son propre cabinet les diverses phases de la préparation et de l'emploi de son traitement. J'ai donc eu à ma disposition des documents tellement circonstanciés et précis qu'ils représentent autant de pièces officielles ; ce sont les seuls sur lesquels je m'appuierai.

Enfin, pour donner à mon travail un caractère encore plus pratique, je terminerai par quelques considérations sur cette forme particulière de rage qu'on appelle la *Rage mue*, laquelle offre d'autant plus de dangers qu'on s'en défie moins, et sur les moyens que l'on a proposés dans ces derniers temps pour amener l'extinction de la Rage elle-même et affranchir ainsi l'humanité de cet épouvantable fléau.

LES PRÉCURSEURS DE M. PASTEUR

Magendie jette les fondements de la méthode. — Travaux de MM. Galtier, Raynaud et Duboué. — Les Précurseurs de M. Pasteur.

On peut appliquer à la découverte de M. Pasteur ce que lui-même a dit des *Générations spontanées* à propos des êtres vivants : « Elle n'est pas née spontanément dans son cerveau; il en existait des germes dans l'atmosphère de la science. » Ainsi Magendie, il y plus d'un demi-siècle, avait jeté les fondements de la méthode elle-même par des expériences que celles de M. Pasteur n'ont fait que confirmer et féconder. Puis, tout à fait dans ces derniers temps, avant même que M. Pasteur s'occupât de la rage, MM. Galtier, Raynaud et Duboué, avaient préparé le terrain par d'importants travaux : aussi les ai-je désignés sous le nom de *Précurseurs de M. Pasteur*. C'est donc par eux que, dans l'ordre rationnel des choses, il convient de commencer.

MAGENDIE

Expériences de Magendie sur la rage. — État réfractaire obtenu. — Nouvelles expériences. — Résultats un peu modifiés. — Je les consigne dans mon livre des *Premiers soins*. — Mon entretien avec M. Pasteur. — Son incrédulité sur l'état réfractaire. — Il le constate lui-même plus tard. — Une question de priorité.

Voici comment s'exprimait Magendie, en 1821, dans un article de son *Journal de Physiologie expérimentale* intitulé : Expériences sur la rage :

« J'ai pris, sur un jeune homme atteint de la rage par morsure de chien que j'avais dans une de mes salles à l'Hôtel-Dieu, un peu de sa salive, et l'ai inoculée, avec mon confrère Breschet, à un chien, en la plaçant sous la peau du front. L'animal est devenu enragé au bout d'un mois. Deux chiens qui furent mordus par celui-ci devinrent aussi enragés après quarante jours. Ceux-ci mordirent plusieurs autres chiens, mais sans aucune suite fâcheuse pour eux.

« Dans cette série d'expériences, la rage s'arrêta donc d'elle-même a la troisième génération. »

Ainsi voilà l'*État réfractaire à la Rage* découvert et signalé par Magendie, il y a plus de soixante ans !

Et qu'on ne regarde pas ces expériences de Magendie comme n'ayant eu aucune portée dans son esprit, et étant tombées depuis lors à l'état de lettre morte. Non : il aimait au contraire à y revenir. Ainsi, pendant que Claude Bernard et moi étions attachés à son laboratoire du Collège de France, lui comme préparateur du cours, moi comme rédacteur des leçons, il les répéta plusieurs fois devant nous ; seulement il crut remarquer que l'état réfractaire était obtenu plus sûrement à la quatrième qu'à la troisième inoculation.

C'est ce qui explique pourquoi, lorsque j'eus plus tard l'occasion de rappeler ces expériences à l'article : *Morsures de chiens enragés*, de mon traité des Premiers soins [1], je les modifiai dans le sens que je viens d'indiquer. Voici en effet comment je m'exprimais :

« Je citerai, à propos de certaine innocuité du virus rabique, les expériences suivantes de Magendie :

« On fait mordre par un chien enragé un chien qui ne l'est pas ; celui-ci, au bout de quarante jours, offre tous les symptômes de la rage. On se sert alors de ce second chien pour en faire mordre un troisième, lequel, au bout du même temps, devient enragé à son tour. Ce troisième chien pourra également communiquer la rage à un quatrième, mais là s'arrête la faculté transmis-

1. *Premiers soins à donner avant l'arrivée du médecin*, page 77. Paris, 1868.

sible du virus, car aucun des animaux que mordra ce quatrième chien ne deviendra hydrophobe.

« Partant de ces expériences que *M. Pasteur toutefois m'a dit n'admettre que sous toutes réserves, et que du reste il ignorait*, on peut se demander comment la rage ne s'est pas déjà éteinte d'elle-même depuis longtemps, par épuisement de la vertu inoculable de son virus.

« C'est que, chez l'animal en liberté, il existe des sources où ce virus se retrempe, chose qui échappe à nos expériences de laboratoire.... »

Voilà donc la découverte de Magendie rappelée par moi près de cinquante ans plus tard, puisque la première édition de mon livre parut en 1868. Quant au passage souligné qui se rapporte à M. Pasteur, il trouve son explication dans un entretien que nous eûmes ensemble au sujet de la rage, et dont je dois dire un mot.

Ayant été lui faire visite, le lendemain même du jour de sa nomination à l'Académie Française, pour l'en féliciter, par conséquent le 9 décembre 1881, — les dates ont ici leur importance — la conversation tomba sur la question de la rage, dont il commençait à peine l'étude. Je lui demandai s'il connaissait les expériences de Magendie ; il me répondit que non. Je les lui racontai alors dans tous leurs détails, insistant sur chacune : il y opposa la plus complète incrédulité. C'est en souvenir de cet entretien et de cette dénégation que j'insérai dans la seconde édition de mon livre, qui parut un an après, la phrase soulignée.

Il est vrai que plus tard M. Pasteur annonçait à l'Académie des Sciences (Séance du 25 février 1884) qu'il

possédait dans son laboratoire des *chiens rendus réfractaires à la rage au moyen d'inoculations successives.*
N'était-ce pas reconnaître tacitement tout à la fois et la
véracité des expériences de Magendie et leur antério-
rité ?

Mais laissons là ces questions de priorité qui ne sauraient, du reste, faire doute[1] pour personne, et que je
me serais même abstenu de soulever, s'il se fût agi de
tout autre que de Magendie. Mais, maintenant surtout
que Bernard n'est plus, le seul avec moi qui connût
« à fond » ses travaux, je regarde comme un devoir de
défendre et au besoin de revendiquer les droits de celui
dont je fus pendant plus de vingt ans — et ce sera
l'honneur de toute ma vie — le collaborateur et l'ami.

M. GALTIER

La rage du chien transmissible au lapin. — Les expériences rendues ainsi
non dangereuses. — Ce qu'elles étaient autrefois. — La période d'incubation devenue plus courte.

L'Académie des Sciences, dans sa séance du 25 août
1879, recevait de M. Galtier, professeur à l'Ecole vétérinaire de Lyon, une note, sous forme de *Conclusions*, qui
débutait ainsi :

« La rage du chien est transmissible au lapin, qui

1. A ceux qui en douteraient, je leur rappellerais comment M. Pasteur s'exprimait devant l'Académie des Sciences, dans la séance du
28 février 1881 : « Les faits, disait-il, observés à l'époque de l'Inoculation de la variole avaient introduit dans la science l'*opinion de la diminution possible de la virulence par le passage des virus à travers
certains sujets.* Jenner partageait cette manière de voir qui n'a rien
d'invraisemblable. CEPENDANT JUSQU'A PRÉSENT NOUS N'EN AVONS PAS RENCONTRÉ
D'EXEMPLES, BIEN QUE NOUS LES AYONS CHERCHÉS INTENTIONNELLEMENT. (*Comptes
rendus*, page 435)

devient de la sorte un réactif commode et inoffensif pour déterminer l'état de virulence ou de non-virulence des divers liquides provenant d'animaux enragés. Je m'en suis déjà servi à ce titre un grand nombre de fois, pour étudier les différentes salives et beaucoup d'autres liquides pris sur le chien, sur le mouton et sur le lapin enragés. »

L'annonce de ce fait frappa d'autant plus vivement les esprits que, non seulement il enrichissait la science d'une découverte nouvelle, mais que, de plus, il rendait facile et sans danger une étude qui jusqu'alors avait été aussi difficile que périlleuse. Je suis peut-être un de ceux qu'elle impressionna le plus fortement. C'est que je me rappelais les expériences de Magendie sur la rage où nous ne disposions que de chiens contre lesquels il nous fallait soutenir une lutte des plus vives et que nous ne pouvions maîtriser qu'en les garrottant, le chloroforme n'existant pas encore, du moins dans la pratique. Avec les lapins, au contraire, on agit avec une sécurité d'autant plus grande que la rage elle-même ne les fait pas sortir de leur placidité naturelle.

Le second fait annoncé par M. Galtier est celui-ci :

« Non seulement le lapin est susceptible de contracter la rage et de vivre un certain temps après l'éclosion de la maladie, mais il est constant, d'après toutes nos expériences, que la période d'incubation est plus courte chez lui que chez les autres animaux. Sur vingt-cinq cas de rage expérimentés dans ces conditions, je suis arrivé à une moyenne approximative de dix-huit jours. »

Prenons acte de ces deux faits dont, à mesure que

nous avancerons dans ce travail, nous verrons grandir l'importance et multiplier les applications.

MAURICE RAYNAUD

Un homme meurt de la rage à l'hôpital. — Sa salive est inoculée à plusieurs lapins. — Ils succombent rapidement. — De quoi sont-ils morts. — Dangers de la salive rabique.

Maurice Raynaud, s'inspirant, comme il l'a dit lui-même, des travaux de M. Galtier sur la transmission de la rage du chien au lapin, s'est occupé de cette transmission de l'homme au même animal. Voici la communication qu'il fit à ce sujet à l'Académie des Sciences, dans sa séance du 27 octobre 1879 :

« Le 12 octobre dernier, d'assez grand matin, était amené dans mon service, à l'hôpital Lariboisière, un malade atteint de rage confirmée. L'histoire de ce cas est en quelque sorte classique. Quarante jours auparavant, cet homme avait été mordu par un chien à la lèvre supérieure. L'animal considéré comme suspect avait été presque immédiatement abattu, ce qui pourrait, à la rigueur, laisser quelque doute : mais malheureusement ce qui suit n'est que trop caractéristique.

« Le blessé, dont la plaie avait été cautérisée deux heures après l'accident — avec la pierre infernale, paraît-il — se croyait, grâce à cette précaution, complètement à l'abri, et ne pensait plus à cette morsure, lorsque, après avoir éprouvé quelques démangeaisons prémonitoires au niveau de la cicatrice, il fut pris, dans la soirée du 9 octobre, de pharyngisme avec impossibilité d'avaler les liquides. Dès le lendemain, survenaient des accès effrayants d'hydrophobie, accompagnés d'une angoisse respiratoire extrême, bientôt suivie de délire furieux, puis de défaillance, et enfin le malade succomba dans l'asphyxie trois jours après le début de l'accident.

« Ce malheureux se sentait irrémédiablement perdu et le disait. La veille de sa mort, dans un moment de calme relatif, il se prêta de la meilleure grâce aux expériences d'inoculation qui furent faites avec son sang et avec sa salive. Voici maintenant les résultats obtenus :

« Avec le sang, résultat négatif. Le lapin inoculé n'a pas cessé jusqu'ici de se bien porter. C'était à prévoir, car il en a été de même dans l'immense majorité des tentatives faites précédemment avec le sang d'animaux enragés, y compris les expériences de transfusion.

« Avec la salive, résultat positif. Sur un lapin, ce liquide a été inoculé, le 11 octobre, à l'oreille et dans le tissu cellulaire sous-cutané du ventre. Le 15, cet animal était pris d'une sorte d'accès de fureur, se démenait en proie à la plus vive agitation dans sa cabane dont il heurtait les parois en poussant des cris violents et en rejetant de la bave par la bouche; puis il tombait dans le collapsus et succombait la nuit suivante.

« Trente-six heures après sa mort, les deux glandes sous-maxillaires ont été recueillies séparément. Des fragments de la glande droite ont été introduits sous la peau d'un lapin; de même des fragments de la glande gauche sous la peau d'un autre lapin.

« Les deux lapins de cette seconde série ont rapidement succombé, l'un le cinquième jour, l'autre le sixième. Tous deux étaient déjà visiblement malades dès le troisième jour après l'inoculation. On n'a remarqué ni chez l'un ni chez l'autre de stase de fureur; chez tous deux, le phénomène prédominant et bien caractéristique a été la paraplégie.

« A l'autopsie, il n'a été trouvé que des lésions asphyxiques allant chez l'un de ces animaux jusqu'à l'apoplexie pulmonaire.

« Il ne me paraît pas possible de contester que ces deux lapins, ainsi que celui qui avait servi à les inoculer, ont bien succombé à la rage.

« Il ressort donc clairement des expériences que je viens d'exposer que la salive d'un homme atteint de rage par suite de la morsure d'un chien a pu communiquer la même maladie à un lapin; résultat confirmé ensuite par le transport de la maladie de ce lapin à deux autres animaux de la même espèce.

« Un second point important à signaler, c'est que le tissu des glandes salivaires et la salive elle-même conservent encore des propriétés virulentes trente-six heures après la mort. »

Ainsi, pour Raynaud, nul doute sur le genre de mort des lapins inoculés : c'est bien la rage. Nous allons voir dans un instant ce qu'en pense M. Pasteur.

Mais il est un point sur lequel tout le monde sera d'accord, c'est que la salive de l'individu hydrophobe est extrêmement virulente; que, suivant toute probabilité, cette même salive, dans des conditions propices à l'inoculation, pourrait déterminer la contagion de l'homme à l'homme; que, par conséquent, il faut se défier des organes et des produits de la sécrétion salivaire chez les sujets atteints de rage, non seulement pendant la vie des malades, mais encore dans la pratique des autopsies.

M. DUBOUÉ.

Un livre aussi original que sérieux. — Les centres nerveux indiqués comme siège de la rage. — Les nerfs comme agents de transmission du virus. — Preuve empruntée à M. Rossi. — Priorité acquise.

M. le docteur Duboué (de Pau) a publié, en 1879, un traité sur la Rage[1] où il s'est surtout proposé d'en bien fixer le siège. Dans le compte rendu que M. Bouley en a donné à l'Académie des Sciences (séance du 25 avril 1879), il déclare que « c'est un livre aussi original que sérieusement pensé ». Il est de fait que tout dénote chez son auteur un rare esprit d'observation, puisqu'il est arrivé par les seules ressources de l'anatomie et de la physiologie à des déductions d'une étonnante justesse. Voyons comment il pose la question :

« Quand on veut dégager une inconnue à l'aide d'une équation algébrique, ce serait folie que de le tenter, si on ne possédait pas quelques données préalables d'une parfaite exactitude. Or nous trouvons précisément dans la rage deux choses d'une saisissante clarté ; ce sont : le *point de départ* et le *point d'arrivée*.

« Quel est le point de départ ? C'est une plaie virulente du tégument externe d'un des tissus sous-jacents.

« Quel est le point d'arrivée ? C'est la mort, et la mort par le bulbe rachidien et la protubérance.

« Or il n'est jamais indifférent, en physiologie pa-

---

1. *De la Physiologie pathologique et du Traitement rationnel de la rage*. Paris, 1879.

thologique surtout, de savoir d'où l'on part et où on va. »

Non, dirons-nous aussi à notre tour, ce n'est jamais indifférent ; sous ce rapport, notre confrère a joint l'exemple au précepte. Hâtons-nous d'ajouter que, dans la solution qu'il donne du siège de la rage, il est tombé tellement juste que c'est la seule aujourd'hui qui ait cours dans la science.

C'est donc bien réellement dans le bulbe et la protubérance que réside le virus rabique. Cela établi, M. Duboué se demande quelle voie suit ce virus pour se rendre de la plaie à cette partie centrale du cerveau. Est-ce la voie sanguine ? Est-ce la voie nerveuse ? Voici comment il raisonne :

Si c'est la voie sanguine, on ne comprend pas que le virus reste si longtemps sans manifester sa présence dans l'organisme, puisqu'il est entraîné très rapidement par les courants sanguins.

Si au contraire c'est la voie nerveuse, on s'explique parfaitement cette longue incubation, puisqu'au lieu de courants sanguins il ne rencontre que des fibrilles nerveuses sans courants, le long desquelles il chemine par une sorte de capillarité.

D'où M. Duboué conclut, et il me paraît difficile de ne pas être de son avis, que c'est par la voie nerveuse que le virus rabique est transmis de la plaie au cerveau[1]. Toutefois on ne saurait refuser au sang, comme le faisait M. Galtier, tout rôle dans cette trans-

---

1. Quelle que soit la voie de transmission qu'on adopte, il est impossible d'expliquer, pas plus dans l'une que dans l'autre théorie, pourquoi le virus rabique reste inoffensif et silencieux pendant des mois et même des années, tandis que le venin de la vipère et surtout celui du crotale donnent lieu à des accidents presque immédiats.

mission, car, en injectant dans les veines d'un animal non enragé du sang d'un animal atteint de rage, on lui communique cette maladie.

Mais si réellement ce sont les cordons nerveux qui servent ainsi de véhicule au virus rabique, il faut bien qu'ils s'en imprègnent ; il faut de plus qu'ils en fournissent aux nerfs voisins par les anastomoses qui les relient à ces nerfs, d'où la pénétration de tout le système. M. Duboué cite comme preuve le fait suivant emprunté au *Compendium*[1] :

« Les nerfs ont été regardés par la professeur Rossi (de Turin) comme jouissant de la propriété de transmettre la rage, lorsqu'ils sont encore fumants. Ainsi ce professeur prétend *avoir inoculé une fois cette maladie en introduisant dans une incision un morceau de nerf crural postérieur extirpé à un chat enragé encore vivant.*

Telle est la thèse soutenue par M. Duboué sur le siège de la rage, thèse parfaitement conforme à l'anatomie et à la physiologie, mais à laquelle il manquait la sanction expérimentale. Cette sanction, d'autres la lui ont donnée. Serait-ce une raison pour lui contester la priorité de sa découverte ? A cela il a répondu avec autant de justesse que d'à-propos :

« Qu'importe que nous ayons été réduits à l'impossibilité d'exécuter les expériences par nous-mêmes ! Est-ce que l'architecte qui a conçu péniblement le plan d'une maison ne peut pas se dire l'auteur de cette construction, lorsque la maison est achevée, parce qu'il n'aura

---

1. *Compendium de Chirurgie pratique*, Paris, 1845.

ni rassemblé ni rangé lui-même en leur lieu et place les divers matériaux qui la composent ? »

UN RÉSUMÉ

Part contributive de chacun. — Une étrange coïncidence. — Praticiens dégrossissant le marbre. — Noms à ajouter à ceux des Précurseurs.

Maintenant que nous en avons fini avec l'exposé des travaux sur la rage de ceux que nous avons appelés les « Précurseurs de M. Pasteur », il nous paraît essentiel d'en donner un résumé succinct. Nous pourrons ainsi mieux juger de la part contributive de chacun à la découverte qui a porté si haut le nom de son auteur.

Magendie n'est pas seulement le premier en date, il l'est de même en importance. C'est bien lui, en effet, qui a créé la méthode des « Inoculations successives d'animal à animal », pour atténuer et même éteindre la virulence de la rage, inoculations qui forment la base du système de M. Pasteur.

M. Galtier de son côté a singulièrement facilité les études sur la rage en substituant pour les inoculations le lapin au chien, c'est-à-dire un animal inoffensif à un animal féroce, et en abrégeant d'une manière considérable la période d'incubation de cette maladie.

Maurice Raynaud a eu le mérite d'établir ce fait fort important que la salive de l'homme hydrophobe possède une virulence telle que, inoculée à un animal, elle amène la mort plus rapidement encore que le virus rabique lui-même.

Enfin M. Duboué a localisé le premier le siège de la

rage dans les centres nerveux et démontré que les nerfs
sont les agents de transport du virus rabique au cerveau.

Chose aussi piquante que bizarre par ses coïnci-
dences ! C'est dans le courant de l'année 1879, par conséquent deux ans avant que M. Pasteur s'occupât de la
rage, que MM. Galtier, Raynaud et Duboué, ont exécuté
leurs travaux et en ont donné la primeur à l'Académie
des Sciences, dont précisément M. Pasteur est membre.
S'il s'agissait d'hommes moins distingués, je dirais que
leur histoire a été un peu celle de ces « praticiens »
qui dégrossissent le marbre, en attendant que le ciseau
du statuaire en fasse sortir le chef-d'œuvre projeté par
son génie.

A ces noms je dois joindre ceux de MM. Paul Bert et
Gibier, dont les expériences sur la rage ont apporté un
si brillant appoint aux doctrines de M. Pasteur.

Enfin, je ne puis omettre de nommer MM. Chamberland, Roux, et ce pauvre docteur Thuillier, mort du
choléra à Alexandrie[1], M. Pasteur les désignant lui-
même comme ses auxiliaires et ses collaborateurs.

M. PASTEUR

L'homme de génie en travail d'une découverte.

Nous voici donc arrivés à cette grande personnalité
qui a nom Pasteur, et à sa méthode de traitement de

---

1. Il succomba le 18 décembre 1883 à une attaque de la maladie qu'il
était allé précisément étudier en Égypte.

la rage. C'est cette méthode qu'il nous faut maintenant
faire connaître.

Il nous semble que la meilleure manière consiste à
donner un résumé succinct des Communications que

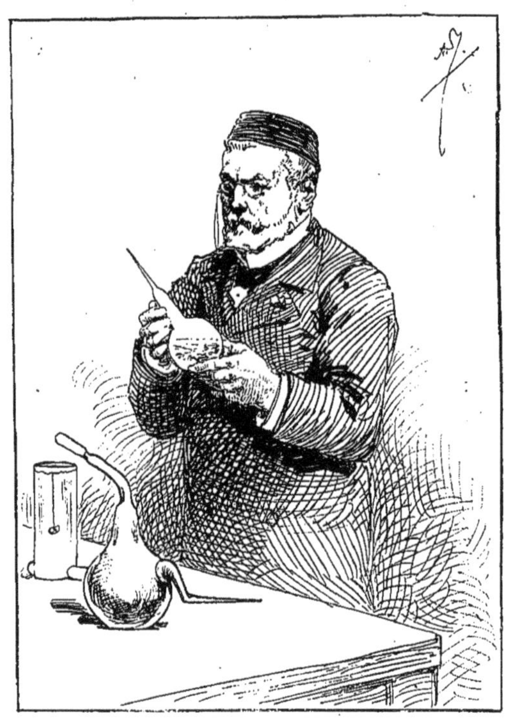

M. PASTEUR.

M. Pasteur lui-même a faites à l'Académie des Sciences,
dans l'ordre où elles se sont produites, celles-ci représentant comme le procès-verbal de ses recherches de
chaque jour. Nous aurons de plus le plaisir d'assister

à l'intéressant spectacle de l'homme de génie en travail
d'une découverte.

IL N'EXISTE PAS DE MICROBE DE LA RAGE

Une déception. — Enfant mort de la rage. — Rapprochement avec une
observation précédente. — Description d'un prétendu microbe. —
Toute salive est virulente. — Septicémie. — Un verre non rincé. —
Politesses entre chiens qui se rencontrent. — Ce qu'ils rapportent à
leurs maîtresses.

Les premiers travaux de M. Pasteur sur la rage
aboutirent à une déception, car ils eurent pour objet
la recherche d'un microbe qui précisément n'existe pas.
Voici du reste comment il exposa lui-même les faits à
l'Académie des Sciences (séance du 24 janvier 1882):

« Le 10 décembre dernier, M. Lannelongue, chirurgien de l'hôpital Sainte-Eugénie, eut l'obligeance de
m'informer qu'un enfant de cinq ans, atteint d'hydrophobie, venait d'entrer dans son service, où nous nous
rendîmes immédiatement.

« L'enfant mourut le lendemain, 11 décembre, à
dix heures quarante minutes du matin, après avoir
présenté, dans les jours précédents, les symptômes les
plus accusés de l'hydrophobie et de l'aérophobie. Le
moindre souffle sur un point quelconque du corps
provoquait chez le petit malade des convulsions pharyn-
giennes, alors même qu'il était intentionnellement
distrait par la conversation avec d'autres personnes. Il
avait été mordu au visage, un mois auparavant, à
Choisy-le-Roy, par un chien enragé.

« Quatre heures après la mort, un peu du mucus
buccal fut recueilli par moi-même à l'aide d'un pinceau

délayé dans de l'eau ordinaire, et tout de suite inoculé à deux lapins. Ceux-ci, rapportés au laboratoire, furent trouvés morts le 13 décembre au matin ; ils vivaient encore le 12 à une heure avancée de la nuit. Ils sont donc morts environ trente-six heures après l'inoculation.

« De nouveaux lapins furent inoculés, les uns avec la salive, les autres avec le sang des premiers lapins : la mort fut plus rapide encore. On continua ainsi un grand nombre de fois, soit avec le sang, soit avec la salive des lapins morts : les résultats furent les mêmes. Dans les inoculations par la salive, on eut soin de s'assurer que celle-ci n'était pas sanguinolente ; au microscope même, on n'y voyait pas de globules sanguins. Les inoculations du sang frais amenaient la mort en moins de vingt-quatre heures le plus souvent.

« A l'autopsie, et pour les deux ordres d'inoculations, les lapins montrèrent les mêmes lésions : l'engorgement des ganglions de la trachée et leur état hémorrhagique. »

Cette observation de M. Pasteur n'est, à vrai dire, qu'une seconde édition de celle de Raynaud. Il s'agit en effet dans les deux cas de salive prise sur un malade d'hôpital atteint d'hydrophobie, d'inoculation de cette salive à des lapins, de la mort de ceux-ci à très bref délai et enfin de lésions cadavériques identiques. La seule différence porte sur le nom à donner à la maladie à laquelle ces animaux ont succombé.

Nous savons déjà que Raynaud y voit tous les signes de la rage confirmée.

M. Pasteur répond à cela que tel n'est pas le caractère de la véritable rage, celle-ci ne déterminant jamais la mort en aussi peu de temps. Sous ce rapport, je suis entièrement de son avis. Mais il y voit de plus la présence et les méfaits d'un microbe. Laissons-le exposer lui-même ses raisons à l'Académie :

« L'Académie, dit-il, n'a pas oublié que, dans les recherches que je poursuis depuis plusieurs années concernant les maladies transmisibles, ma principale préoccupation est de découvrir celles d'entre elles que l'on peut considérer comme déterminées par la présence exclusive d'organismes microscopiques, et d'en fournir une démonstration irréfutable. Nous devions donc porter toute notre attention sur l'état des liquides pendant la vie et après la mort. Chose digne de remarque, il nous fut bientôt démontré que, soit que le sang ou la salive amène la mort, le sang des animaux est envahi par un organisme microscopique dont les propriétés sont fort curieuses.

« Cet organisme est parfois si petit qu'il peut échapper à une observation superficielle. La forme lui est commune avec celle de beaucoup d'autres êtres microscopiques. C'est un bâtonnet extrêmement court, un peu déprimé vers son milieu, une forme de 8 par conséquent, dont le diamètre de chaque moitié ne dépasse pas souvent un demi-millième de millimètre. Chacun de ces petits articles est entouré par un certain foyer d'une sorte d'auréole qui correspond peut-être à une matière propre.... »

Hélas ! je suis désolé d'interrompre cette piquante description, mais, je l'ai déjà dit, *il n'existe pas de microbe de la rage.* Celui dont parle M. Pasteur se trouve bien réellement dans la salive des hydrophobes, mais il se rencontre aussi dans la salive de ceux qui ne le sont pas, et même chez les personnes les mieux portantes. C'est ce que M. Pasteur a constaté lui-même dans une visite qu'il fit à l'hôpital des *Enfants Assistés* sur l'invitation du médecin de cet hôpital. Non seulement il retrouva ce microbe chez plusieurs petits malades dont l'affection n'avait rien de commun avec la rage, mais chez un adulte en parfaite santé. Il paraît du reste que l'enfance est l'âge où on l'observe avec le plus de fréquence.

De quoi donc en définitive était mort le malade de M. Pasteur? Il était mort de la même affection que celui de M. Raynaud, de *septicémie*, ou altération du sang et des humeurs.

Il est donc arrivé à M. Pasteur ce qui arrive assez souvent dans ce genre d'études : on ne trouve pas ce qu'on cherche, et on trouve ce qu'on ne cherchait pas. Du reste, cette « trouvaille » de M. Pasteur fut une très heureuse compensation, en ce que l'existence d'un microbe dans la salive donna l'éveil sur certains faits qui, sans cela, passeraient inexpliqués.

Ainsi, par exemple, vous buvez dans un verre où une autre personne a déjà bu et qu'on n'a pas eu la précaution de rincer : il vous vient des boutons à la bouche. N'est-ce pas à l'incompatibilité des microbes des deux salives qu'est due cette éruption?

Ne-doit on pas voir également une sorte d'intoxication microbienne par la salive dans la facilité avec laquelle certaines morsures du sein par l'enfant deviennent des plaies longues à guérir pour la nourrice?

Je voudrais citer un exemple encore, comme donnant singulièrement à réfléchir, mais le sujet est tellement délicat que j'ose à peine. Enfin essayons :

Puisque toute salive renferme des microbes inoffensifs pour le « sujet » qui les possède naturellement, mais pouvant devenir dangereux pour celui à qui on les inocule, on ne saurait trop éviter son contact sur des surfaces fines et absorbantes comme la peau des lèvres. Défiez-vous donc — et je m'adresse surtout ici aux femmes du monde dont la tendresse pour leurs « toutous » va jusqu'à l'idolâtrie — défiez-vous donc de leurs caresses, principalement quand ils reviennent de certaines promenades prudemment hygiéniques. On sait en effet comment ces charmantes petites bêtes, même le mieux élevées, se souhaitent la bienvenue quand elles se rencontrent, et leur manière de se faire des politesses. Or que de microbes elles peuvent ainsi rapporter au logis ! et quels microbes !

LE CERVEAU SIÈGE DE LA RAGE

Un échec doublement compensé. — Expériences confirmant la théorie. — Le cerveau siège du virus rabique. — Période d'incubation diminuée. — Inoculatiou du virus par trépanation.

Le petit échec subi par M. Pasteur à la recherche du microbe de la rage avait eu déjà la compensation dont nous avons parlé, celle de faire découvrir le microbe de la salive normale. Mais une autre plus importante encore lui était réservée. Obligé de chercher ailleurs que dans la salive le virus rabique à l'état de pureté, il est par-

venu à constater expérimentalement, ce que M. Duboué
avait avancé théoriquement, que le siège véritable de fa
rage est le cerveau. Voici la Communication qu'il fit à
ce sujet à l'Académie des Sciences, dans sa séance du
30 mai 1881 :

« En rapprochant les symptômes extérieurs de la rage
de certaines observations histologiques faites sur le cerveau de personnes ou d'animaux morts de cette maladie,
on a été porté à penser que le système nerveux central,
et de préférence le bulbe, qui joint la moelle épinière au
cerveau et au cervelet, sont particulièrement intéressés
et actifs dans le développement du mal. Cette opinion a
été soutenue, il y a deux ans, par M. le docteur Duboué
(de Pau). J'ai la satisfaction d'annoncer à l'Académie
qu'à diverses reprises et souvent avec succès nous avons
inoculé le bulbe rachidien et que, dans ces conditions,
la rage a eu les durées d'incubation habituelles.

« Le siège du virus rabique n'est donc pas dans la
salive seule. Le cerveau le contient, et on l'y trouve
revêtu d'une virulence au moins égale à celle qu'il possède dans la salive des enragés.

« Une des plus grandes difficultés des recherches sur
la rage consiste, d'une part, dans l'incertitude du développement du mal à la suite des inoculations ou morsures, et, d'autre part, dans la durée de l'incubation,
c'est-à-dire dans le temps qui s'écoule entre l'introduc-
tion du virus et l'apparition des symptômes rabiques.
C'est un supplice pour l'expérimentateur que d'être condamné à attendre, pendant des mois entiers, le résultat
d'une expérience, quand le sujet en comporte de très
nombreuses. On apprendra donc, je l'espère, avec in-

térêt, que nous sommes arrivé à diminuer considérablement la durée d'incubation de la rage et à la communiquer à coup sûr.

« On arrive à ce double résultat par l'inoculation directe à la surface du cerveau, en ayant recours à la trépanation et en se servant comme matière inoculante de la substance cérébrale d'un chien enragé, prélevée et inoculée à l'état de pureté.

« Chez un chien inoculé dans ces conditions, les premiers symptômes de la rage apparaissent dans l'intervalle d'une semaine ou deux et la mort en moins de trois semaines. J'ajoute qu'aucune des trépanations ainsi faites n'a échoué. Autant de trépanations et d'inoculations sur le cerveau, autant de cas de rage confirmée et rapidement dévoloppée. Etant donné le caractère de la méthode, on peut espérer qu'il en sera toujours ainsi. D'ailleurs la rage a été, tantôt la rage mue, tantôt la rage furieuse, c'est-à-dire la rage sous ses formes habituelles. »

INCUBATION RÉDUITE A SEPT JOURS

Procédés pour abréger la période d'incubation. |— Passages de lapin à lapin. — Elle est réduite à sept jours. — Qualité exceptionnelle des moelles obtenues.

Nous venons de voir qu'une des plus constantes préoccupations de M. Pasteur était la réduction de la période d'incubation de la rage. C'est qu'avec l'ancien système des inoculations avec la salive il ne fallait pas attendre moins de trois à quatre mois pour être assuré qu'on était enfin parvenu à obtenir l'état réfractaire.

Déjà, nous l'avons dit, M. Galtier avait ramené cette période à une moyenne de dix-huit à vingt jours par la seule substitution, pour les inoculations, du lapin au chien. Nous allons voir M. Pasteur obtenir bien davantage encore au moyen des inoculations répétées de lapin à lapin.

« Passe-t-on, dit-il, du virus d'un premier lapin à un second, de celui-ci à un troisième, et ainsi de suite, par le mode d'inoculation précédent, il se manifeste bientôt une tendance de plus en plus accusée dans la diminution de la durée d'incubation de la rage chez les lapins successivement inoculés.

« Après vingt à vingt-cinq passages de lapin à lapin, on rencontre des durées d'incubation de huit jours, qui se maintiennent pendant une période nouvelle de vingt à vingt-cinq passages. Puis on atteint une durée d'incubation de sept jours que l'on retrouve avec une régularité frappante pendant une série nouvelle allant jusqu'au quatre-vingt-dixième. C'est à ce chiffre que je suis en ce moment, et c'est à peine s'il se manifeste actuellement une tendance à une durée d'incubation d'un peu moins de sept jours.

. « Ce genre d'expériences commencé en novembre 1882, jusqu'à aujourd'hui 26 octobre 1885, a déjà par conséquent trois années de durée sans que la série ait été jamais interrompue, sans que jamais non plus on ait dû recourir à un virus autre que celui des lapins successivement morts rabiques. Rien de plus facile, en conséquence, que d'avoir constamment à sa disposition pendant des intervalles de temps considérables un virus rabique d'une pureté parfaite, toujours identique à lui-même ou à très peu près. *C'est* le nœud *pratique* de la méthode.

« Enfin les moelles de ces lapins sont rabiques dans toute leur étendue, avec constance dans la virulence. »

CHIENS RENDUS RÉFRACTAIRES A LA RAGE

Comment on atténue la virulence des moelles. — Inoculation de ces moelles à des chiens. — Ils ne peuvent plus contracter la rage.

Maintenant que voici M. Pasteur en possession d'une moelle telle qu'il la désirait, voyons quel parti il va savoir en tirer.

« Si, dit-il, on détache de ces moelles des longueurs de quelques centimètres avec des précautions de pureté aussi grandes qu'il est possible de les réaliser, et qu'on les suspende dans un air sec, la virulence disparait lentement dans ces moelles jusqu'à s'éteindre tout à fait. La durée d'extinction de la virulence varie quelque peu avec l'épaisseur des bouts de moelles, mais surtout avec la température extérieure. Plus la température est basse, et plus durable est la conservation de la virulence. Ces résultats constituent le point *scientifique* de la méthode.

« Ces faits étant établis, voici le moyen de rendre un chien réfractaire à la rage en un temps relativement court :

« Dans une série de flacons dont l'air est entretenu à l'état sec par des fragments de potasse déposés sur le fond du vase, on suspendra chaque jour un bout de moelle rabique fraîche de lapin mort de rage, rage développée après sept jours d'inoculation. Chaque jour également on inocule sous la peau du chien une pleine seringue Pravas de bouillon stérilisé, dans lequel on a délayé un petit fragment d'une de ces moelles en dessiccation, en commençant par une moelle d'un numéro d'ordre assez éloigné du jour où l'on opère, pour être bien sûr que cette moelle n'est pas du tout virulente. Des expériences préalables ont éclairé à ce sujet. Les jours suivants, on opère de même avec des moelles plus récentes, séparées par un intervalle de deux jours, jusqu'à ce qu'on arrive à une dernière moelle très virulente, placée depuis un jour ou deux seulement en flacon.

« Le chien est alors rendu réfractaire à la rage. On peut lui inoculer du virus rabique sous la peau ou même à la surface du cerveau par trépanation, sans que la rage se déclare.

« Par l'application de cette méthode, je suis arrivé à avoir cinquante chiens de tout âge et de toutes races, réfractaires à la rage, sans avoir rencontré un seul insuccès. »

Voilà donc complètement résolu le problème de garantir l'animal de l'invasion de la rage *avant* morsure : mais *après* morsure ? M. Pasteur se contente de dire que, dans ce dernier cas également, il a obtenu des succès analogues dont il a rendu témoin la « Commission de la rage », et que c'est même ce qui l'a décidé à faire l'application de sa méthode à l'homme.

PREMIÈRE APPLICATION

DE LA MÉTHODE PASTEUR A L'HOMME

Un jeune mordu. — Ses blessures par un chien enragé. — Premier
essai sur lui de la méthode. — Sa guérison annoncée à l'Académie. —
Enthousiasme et acclamations. — Allocution du président. — Les
succès se multiplient. — Vote de l'Institut Pasteur.

La nouvelle de la première application de la méthode
Pasteur à l'homme fut annoncée à l'Académie des
Sciences avec toute la solennité que comportait ce
grand événement. Comme le public avait été prévenu
par les journaux, la salle était littéralement bondée de
spectateurs. Ce fut dans la séance du 24 décembre 1885
que M. Pasteur fit à l'Académie des sciences la Communication que voici :

« Le lundi 6 juillet dernier, on m'amena inopiné-
ment d'Alsace, dans mon laboratoire, Joseph Meister[1],
âgé de 9 ans, mordu le 4 juillet, à 8 heures du matin,
par un chien enragé. Cet enfant, terrassé par ce chien,
portait de nombreuses morsures à la main, aux jambes,
aux cuisses, quelques-unes profondes, qui rendaient
même sa marche difficile. Les principales de ces mor-

---

1. Le nom de *Joseph Meister*, le premier inoculé de M. Pasteur
pour la rage, mérite d'être conservé comme celui de *James Phipps*, le
premier inoculé de Jenner pour la variole.

sures avaient été cautérisées, douze heures seulement après l'accident, à l'acide phénique.

« La séance hebdomadaire de l'Académie des Sciences avait précisément lieu le 6 juillet. J'y vis notre confrère M. le docteur Vulpian, ainsi que M. Grancher, professeur à la Faculté de Médecine, qui eurent la complaisance de venir voir immédiatement le petit Joseph Meister et de constater l'état et le nombre de ses blessures. *Il n'en avait pas moins de quatorze.*

« Les avis de ces deux savants furent que par l'intensité et le nombre de ses blessures l'enfant était exposé presque fatalement à prendre la rage. Sa mort paraissant inévitable, je me décidai, non sans de vives et cruelles inquiétudes, on doit le penser, à tenter sur lui la méthode qui m'avait constamment réussi sur des chiens.

« En conséquence, le 6 juillet, à huit heures du soir, soixante heures après les morsures du 4 juillet, et en présence des docteurs Vulpian et Grancher, on inocula, sous un pli fait à la peau de l'hypochondré droit du petit Meister, une demi-seringue Pravaz d'une moelle de lapin mort rabique le 21 juin, et conservée depuis lors en flacons à air sec, c'est-à-dire depuis quinze jours.

« Les jours suivants des inoculations nouvelles furent faites, en en augmentant graduellement la virulence, et cela pendant dix jours.

« Dans les derniers jours, j'avais de la sorte inoculé à Joseph Meister le virus rabique le plus virulent, celui du chien renforcé par une foule de passages de lapin à lapin, virus qui donne la rage à ces animaux après sept jours d'inoculation, après huit ou dix jours aux chiens.

« Joseph Meister a donc échappé, non seulement à la rage que ses morsures auraient pu développer, mais à celle que je lui ai inoculée pour contrôle de l'immunité due au traitement, *rage plus virulente que celle du chien des rues*.

« Dès le milieu du mois d'août, j'envisageais avec confiance l'avenir de la santé de Joseph Meister. Aujourd'hui encore, après trois mois et trois semaines écoulés depuis l'accident, cette santé ne laisse rien à désirer. » — Telle fut la Communication de M. Pasteur. J'essaierais vainement de dire l'immense impression qu'elle produisit sur l'Académie. Écoutée tout le temps avec un religieux silence, elle fut saluée ensuite par d'unanimes applaudissements.

Le président, M. Bouley, fut bien réellement l'interprète des sentiments de tous quand, s'adressant à M. Pasteur, il lui dit :

« L'Académie vient de manifester par des applaudissements les sentiments d'admiration et de reconnaissance que lui fait éprouver l'annonce de l'accomplissement de la nouvelle œuvre dont M. Pasteur lui a donné communication.

« Le président de l'Académie se fait un devoir de s'associer tout particulièrement à l'expression de ces sentiments. Nous avons le droit de dire que la date de la séance qui se tient ici en ce moment restera à jamais mémorable dans l'histoire de la médecine, et à jamais glorieuse pour la science française, puisqu'elle est celle d un des plus grands progrès qui aient jamais été accomplis dans l'ordre des choses médicales : le progrès réalisé par la découverte d'un moyen efficace de traitement préventif d'une maladie dont les siècles, dans leur succession depuis le commencement des temps, se sont toujours légué l'incurabilité. A partir d'aujourd'hui, l'humanité est armée d'un moyen de lutter contre la fatalité de la rage et de prévenir ses sévices. Cela, nous le devons à M. Pasteur, et nous ne pouvons avoir trop d'admiration et de reconnaissance pour des efforts qui ont abouti à un si beau résultat.

« Je suis heureux de porter ce témoignage public au nom de l'Académie des Sciences dont j'ai l'honneur d'être l'organe. »

Pour en finir avec ce qui fut la conséquence de cette Communication de M. Pasteur, la création d'un Institut devant porter son nom, rappelons dans quelles circonstances il fut voté.

Le 1er mars de cette année, M. Pasteur vint faire à l'Académie des Sciences une nouvelle communication dont j'extrais ce qui suit :

« A peine ma première tentative heureuse était-elle connue qu'un grand nombre de personnes mordues par des chiens enragés réclamèrent le traitement qui avait servi pour Meister. Ce matin même, — ceci est écrit le jeudi 25 février — nous avons commencé avec le docteur Grancher les inoculations préventives du 350e malade. Or, aucun de mes opérés, sauf un, n'a été pris de la rage. »

Cette nouvelle Communication provoqua le même enthousiasme que celle de l'annonce de la première cure. L'assemblée tout entière se leva comme un seul homme et vota par acclamation un institut pour le traitement de la rage, l'Institut Pasteur.

DESCRIPTION

DES PROCÉDÉS DE LA MÉTHODE PASTEUR

Tout est dans la préparation du virus. — Trois opérations.

Nous voici arrivés au côté réellement pratique de notre travail, à savoir la description des procédés de la méthode Pasteur. Ces procédés ont tous pour but l'obtention du virus rabique destiné aux inoculations. Ils comprennent les trois opérations suivantes : *Trépanation d'un lapin ; Dessiccation de ses moelles ; Préparation du bouillon stérilisé.*

Ce sont ces trois opérations que nous allons décrire dans l'ordre que nous venons d'indiquer et de la manière dont on y procède dans le laboratoire de M. Pasteur.

TRÉPANATION D'UN LAPIN

Les préparatifs. — Toilette d'un condamné. — Chloroforme. — Couronne de trépan. — Cerveau mis à nu. — Virus injecté. — Victime reconduite à sa niche. — Ses derniers moments. — Ne mords jamais. — Russe enragé béni par son pope. — Autopsie du lapin. — La fosse du logis.

Sur une table placée au grand jour on dispose une planchette carrée, plus longue que large. dont chaque angle est percé d'un trou muni d'une courroie. On couche à plat ventre un lapin sur cette planchette, puis, lui allongeant les pattes, on les fixe à l'aide des courroies au niveau de chaque trou. Le voici donc en partie

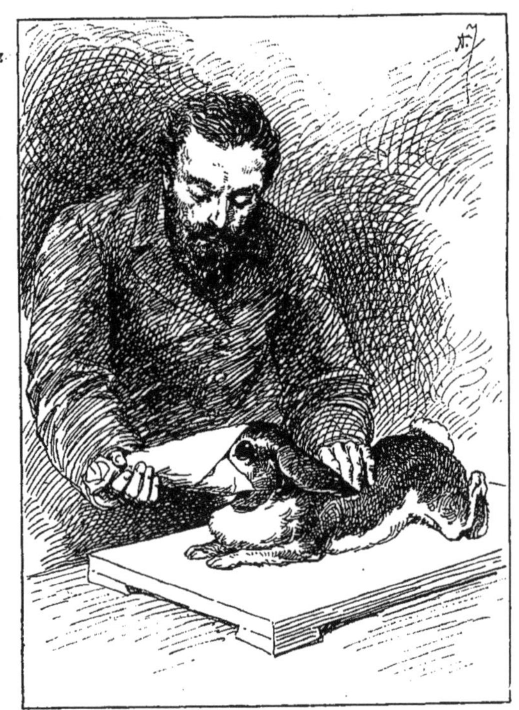

immobilisé. Il s'agit maintenant de l'endormir. Pour cela on lui fait respirer du chloroforme dont on a versé quelques gouttes dans un cornet de papier qu'on lui place sous les narines et qu'on enroule autour de ses oreilles. Il faut deux ou trois minutes pour le rendre ainsi complètement insensible. C'est le moment que l'on choisit pour le trépaner de la manière suivante :

On coupe avec des ciseaux les poils qui couvrent le sommet de sa tête, — c'est un peu la toilette des condamnés — puis on divise la peau avec un bistouri sur une longueur de quelques centimètres. Le crâne se trouve ainsi mis à découvert. Adaptant alors une couronne de trépan au centre de cette incision, on enlève en quelques tours de roue une rondelle osseuse, de la largeur d'une lentille, ce qui permet d'apercevoir l'enveloppe du cerveau appelée dure-mère. On pique délicatement cette membrane avec l'aiguille d'une petite seringue Pravaz, et on fait pénétrer à la surface même du cerveau quelques gouttes de son contenu, lequel contenu n'est autre que le virus rabique préparé par un procédé que nous décrirons plus tard. On retire alors la seringue et on réunit par deux points de suture la plaie des téguments.

Voilà l'opération terminée. Voyons maintenant ce que va devenir le lapin.

Il se réveille naturellement et regarde autour de lui, d'un air étonné, comme au sortir d'un rêve. On le reconduit alors dans sa petite niche où il reprend, en compagnie d'autres animaux (1) victimes comme lui des exigences de la science, son genre de vie habituel,

---

1. C'est dans le sous-sol du laboratoire de M. Pasteur qu'est logée cette étrange ménagerie. Il y a de tout : chiens, poules, lapins, cochons d'Inde, etc., atteints plus ou moins de la rage et isolés chacun dans leur niche. On en trouvera la piquante description dans un charmant petit volume, aussi bien pensé que bien écrit, intitulé : M. PASTEUR; *Histoire d'un savant par un ignorant.*

sans paraître aucunement se ressentir de la terrible épreuve par laquelle il vient de passer à son insu, car il n'a pas eu un instant de souffrance. C'est seulement du cinquième au sixième jour que les effets du virus commencent à se manifester. L'animal devient triste et abattu, mange peu et traîne péniblement ses pattes de derrière. Puis ses pattes de devant s'entreprennent à leur tour, et, la paralysie se généralisant, il tombe sur le côté et meurt le septième jour dans cette attitude, sans convulsions, sans cris et *sans avoir jamais cherché à mordre.*

Je souligne cette dernière particularité. C'est qu'elle ne caractérise pas seulement la rage du lapin : elle appartient de même à celle de l'homme. Sur une quinzaine d'enragés que j'ai eu l'occasion de voir dans les hôpitaux, pas un ne cherchait à mordre. Sans doute il en est qui, dans le paroxysme de leurs élans furieux, déchirent avec les dents et les ongles tout ce qui se trouve à leur portée, mais, dans leurs moments de calme, ils se montrent au contraire affectueux et reconnaissants envers ceux qui les soignent.

Nous en avons eu récemment un touchant exemple chez le Russe qui a succombé à l'Hôtel-Dieu. Se sentant mourir, il a remercié avec effusion ses médecins et a tenu à recevoir à genoux la bénédiction du Pope mordu aussi cruellement que lui par le même loup.

La légende populaire qui veut que les enragés cherchent à mordre ne repose donc que sur une fausse assimilation avec ce qu'on observe chez le chien hydrophobe.

Mais revenons à notre lapin et, maintenant qu'il a

succombé, demandons à l'autopsie le secret de sa mort.

On sait que le centre nerveux est, bien plus que la salive, le « quartier général » du virus rabique : c'est donc de ce côté qu'il faudra diriger vos recherches. Eh bien, vous aurez beau soumettre à la dissection la plus minutieuse le cerveau, la moelle épinière et le bulbe qui réunit le cerveau à la moelle, nulle part vous ne trouverez de traces je ne dis pas seulement de la présence, mais même du passage de ce virus. Le microscope vous donnera de même des résultats entièrement négatifs : point de microbes ; pas même ces granulations que M. Pasteur avait signalées d'abord comme caractéristiques de la rage. C'est au point qu'en mettant en regard l'un de l'autre le cerveau d'un lapin tué plein de vie dans une garenne, et le cerveau d'un lapin mort de la rage dans nos laboratoires, il vous sera impossible de distinguer le cerveau sain du cerveau contaminé.

Cette absence absolue de toute lésion organique, qu'on a observée chez l'homme aussi bien que chez l'animal, indique que le principe de la rage n'est point séquestré dans un point spécial du cerveau, mais qu'il possède an contraire une réelle mobilité. Cette mobilité ne peut sans doute exercer aucune influence sur les manifestations de la rage chez l'animal, lesquelles restent toujours les mêmes, puisque l'imagination ne saurait entrer chez lui en ligne de compte. Je ne sache pas du moins que, même dans les pastorales et les églogues, on ait jamais attribué le moindre rôle à l'imagination du lapin. Mais il n'en sera pas de même pour l'homme chez qui, dans ce cas surtout, elle prend si facilement les proportions de la « folle du logis ». C'est au point qu'elle pourra créer de toutes pièces les symptômes de la rage chez l'individu mordu par un chien non enragé.

DESSICCATION DES MOELLES

D'où proviennent ces moelles. — Comment chaque lapin sert à inoculer son voisin. — Le chiffre quatorze. — Une gamme de virulence.

Les moelles qui doivent être soumises à la dessiccation pour être délayées ensuite dans du bouillon stérilisé proviennent toutes des lapins morts par trépanation. Voici comment les choses se passent.

Chaque lapin qui succombe sert à inoculer celui qui lui succède, et ainsi de suite, sans qu'il y ait jamais d'interruption : or chaque jour on empoisonne quelque nouveau lapin. Et, comme tous meurent vers le septième jour, vous assistez, quand vous visitez leur petite infirmerie, aux diverses phases de leur empoisonnement, les uns éprouvant à peine le premier engourdissement paralytique, les autres étant arrivés déjà à la période ultime de l'agonie.

Chaque lapin étant autopsié et sa moelle disposée dans un flacon spécial, ainsi que nous l'avons indiqué plus haut, vous avez de la sorte toute une collection de moelles au nombre de quatorze, chiffre fixé par M. Pasteur lui-même comme correspondant à celui des inoculations à faire. Vos quatorze moelles représentent donc quatorze degrés différents d'activité. Le degré le plus faible correspond à la moelle la plus ancienne

et ne saurait déterminer aucun symptôme rabique ; le
degré le plus fort correspond à la moelle la plus récente
et renferme au contraire les éléments de la rage la
plus terrible ; quant aux degrés intermédiaires, ils forment une véritable gamme de virulence.

Il s'agit maintenant de préparer le bouillon stérilisé
où seront délayées les moelles devant servir aux inoculations.

PRÉPARATION DU BOUILLON STÉRILISÉ

De quoi se compose ce bouillon. — C'est par la chaleur qu'on le sté-
rilise. — Limite de température que supportent les microbes. — Caractères du bon bouillon. — Précautions pour prendre les moelles dans
leurs bocaux. — Comment on les découpe.— Comment on les délaye.
— Aspect du liquide des inoculations.

On prend un kilogramme de veau que l'on ajoute à
un poids égal d'eau préalablement bouillie et filtrée,
puis on fait bouillir le tout pendant une demi heure. A
ce moment, on retire le bouillon du feu, et on le filtre
pour le débarrasser de la graisse et autres substances
insolubles. Comme il est d'ordinaire un peu acide, on
le neutralise en y ajoutant peu à peu de la potasse jusqu'à ce que le papier bleu de tournesol qu'on y plonge
ne change pas de couleur[1].

Il s'agit maintenant de le stériliser.

On renferme pour cela ce bouillon dans un ballon
en verre, dont on étire ensuite le goulot jusqu'à ce qu'il
se termine par une pointe effilée qu'on bouche à la lampe

1. Au lieu de bouillon on peut se servir tout aussi bien d'eau ordinaire bouillie et filtrée. Si M. Pasteur emploie d'habitude du bouillon,
c'est qu'il en a constamment sous la main de tout prêt, comme étant le
milieu le mieux approprié à la « culture » de ses microbes,

d'émailleur. Ce ballon, on le dispose dans une sorte
de marmite de Papin appelée autoclave Chamberland,
du nom d'un des collaborateurs de M. Pasteur, et pendant quinze à vingt minutes on l'y maintient à une chaleur de 115°. Comme il n'y a pas de microbe qui puisse
résister à cette température, le bouillon se trouve ne
plus contenir d'êtres vivants, en d'autres termes, il est
« stérilisé. » Il n'y a plus alors qu'à l'approprier aux
inoculations. Voici comment procède le préparateur[1] :

« Il enlève délicatement une moelle d'un flacon en
« la retirant par les fils qui la maintenaient suspendue
« au coton servant de bouchon. A portée de sa main
« se trouve une lampe à esprit de vin. Il passe rapi-
« dement la moelle à travers la flamme, pour tuer
« les germes qui auraient pu se déposer à sa surface.
« Avec une paire de ciseaux qu'il flambe également,
« il découpe deux ou trois petits morceaux de moelle,
« d'un centimètre de longueur environ, qu'il coupe
« encore en morceaux plus fins et qu'il laisse tomber
« dans un verre à pied. Sur la table sont placés aussi
« de petits ballons en verre fermés à la lampe et préala-
« blement remplis d'un bouillon stérilisé. Le prépara-
« teur brise la pointe d'un ballon et aspire avec une
« pipette un peu de liquide qu'il introduit dans le
« verre. Ce bouillon va servir de véhicule à la moelle
« rabique. Avec une baguette de verre, on triture, on
« pile la moelle au milieu du bouillon, on fait une sorte

1. Comme je n'ai pu assister à cette dernière opération, *la pièce où
elle a lieu était* RIGOUREUSEMENT *interdite à tout le monde*, j'en emprunte la description à un très intéressant feuilleton du *Journal des Dé-
bats*, dû à la plume de M. Henri de Parville, qui sans doute aura été
plus favorisé. (Ce feuilleton est intitulé : AU LABORATOIRE DE M. PASTEUR).

« d'émulsion qui donne une liqueur jaunâtre. C'est le
« liquide destiné aux inoculations. »

INOCULATIONS

Deux espèces d'inoculations. — Morsures de chien et morsures de loup.

C'est dans le cabinet même de M. Pasteur qu'ont lieu
les inoculations, tous les jours, entre onze heures et
midi. C'est donc là qu'il nous faut pénétrer. Celles dont
nous allons être témoins ne se rapportent qu'aux
« Morsures de chien »; nous dirons dans un instant
pourquoi et comment M. Pasteur les a modifiées pour
« Morsures de loup. »

INOCULATIONS POUR MORSURES DE CHIEN

Dix fioles. — Pourquoi dix. — On procède par série. — Manière dont
se font les inoculations. — Aucune sensation perçue. — Surveillance
extrême de M. Pasteur. — Pourquoi c'est M. Grancher qui inocue.
— Même traitement pour tous les mordus.

Sur une table placée à l'extrémité de la pièce sont
rangées dix fioles dans l'ordre de leur activité. Pourquoi
dix seulement, puisque nous savons qu'on en avait préparé quatorze? C'est que M. Pasteur a renoncé à utiliser
les quatre moelles les plus récentes, comme possédant
trop de virulence. Quant au nombre dix, il représente la
durée de la cure, qui est en moyenne de dix jours, à
une injection par jour.

Nous avons dit que ces dix fioles sont rangées dans
l'ordre de leur activité. Tout à côté se tient l'aide chargé

de remplir les seringues et de les transmettre à M. le docteur Grancher, qui fera lui-même les injections. Enfin M. Pasteur, debout devant la porte d'entrée, fait l'appel des « mordus », qui viennent se faire inoculer.

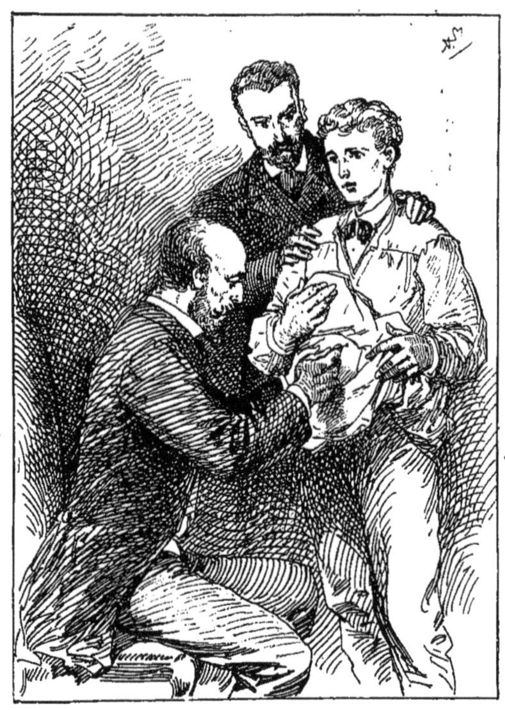

Ils sont divisés en dix séries, autant par conséquent qu'il y a de fioles.

C'est la première série qui commence le défilé. Celle-ci se compose des nouveaux arrivants qui, appartenant pour la plupart aux nationalités les plus diverses, sont venus pour se soumettre au traitement. Ils passent tous devant M. Pasteur, lequel adresse à chacun une bonne parole, puis se dirigent vers M. Grancher, afin de recevoir l'injection préservatrice. Ils ont tous, hommes et femmes, les vêtements relevés au-dessus de la ceinture dans une largeur de trois ou quatre travers de doigts.

D'une main l'opérateur fait un pli à la peau, et de l'autre injecte le contenu d'une seringue Pravaz, alternant les piqûres un jour à droite, un jour à gauche.

Quand toute la première série a été inoculée, elle se retire, puis on passe à la seconde, puis à la troisième, et ainsi de suite, jusqu'à ce que toutes les dix aient reçu l'injection graduée, augmentant chaque jour d'un degré la force de la liqueur.

Chaque injection est l'affaire de quelques secondes, car on procède absolument comme pour les piqûres de morphine. La seule sensation perçue est celle de cette piqûre. Il ne survient non plus, ni le même jour, ni les jours suivants, la moindre irritation locale de la peau ; tout au plus un peu d'œdème qui se dissipe tout seul. C'est pour empêcher que les piqûres s'enflamment qu'on évite de les répéter deux jours de suite du même côté.

J'ai dit que M. Pasteur fait lui-même l'appel des malades. J'aurais dû ajouter qu'il s'assure avec un soin extrême de l'identité de chacun. C'est là une précaution dont on comprendra l'importance.

Supposez qu'une personne qui fait partie des premières séries, par conséquent des injections les plus faibles, se trouve en retard, et, ne voulant pas s'être déplacée en vain, se glisse parmi celles qui appartiennent aux dernières séries, comme son organisme n'aura pas été préparé par des injections suffisamment graduées, elle recevra, non plus le préservatif de la rage, mais la rage elle-même, car le virus qu'on lui inoculera est plus terrible que la bave du chien hydrophobe.

C'est pour le même motif de prudence que M. Grancher, dont le dévouement égale celui de M. Pasteur, fait lui-même les inoculations, dans la crainte qu'un aide, par distraction ou légèreté, ne se trompe dans l'ordre des flacons, et n'injecte la liqueur d'une série pour celle d'une autre série.

Tous les malades, quels que soient leur âge, leur tempérament, le siège et le degré de gravité de leurs morsures, passent par ce que je serais tenté d'appeler la « filière » des mêmes fioles ; tout au plus pour les enfants remplit-on un peu moins la seringue.

Les choses suivaient ainsi leur cours et le traitement paraisssait définitivement fixé à dix inoculations, une par jour, pendant dix jours de suite, lorsque tout sembla remis en question par la mort de trois Russes qui étaient venus se faire soigner pour morsures de loup.

Cet événement impressionna d'autant plus M. Pasteur que jusqu'alors il n'avait autant dire obtenu que des succès. Puis les journaux s'en mêlèrent, les uns niant les faits, les autres les exagérant, de telle sorte que la méthode finit par être très sérieusement discutée. En somme, d'où provenait cette mortalité?

Nous venons de dire que les trois Russes avaient été mordus par un loup. Serait-ce que la salive du loup

aurait une malignité plus grande que celle du chien?
C'est ce qu'il nous faut examiner actuellement.

LES MORSURES DU LOUP PLUS DANGEREUSES

Un axiome russe. — La salive du loup n'est pas plus virulente que celle du chien. — Danger provenant du siège des morsures. — De leur multiplicité. — Un jeune Russe attaqué par un loup. — Il se sauve sur un arbre. — N'est délivré que le lendemain. — Cautérisation tardive. — Sa mort. — Fêlure du crâne par les dents de l'animal. — Comment et par qui le loup fut tué.

Il est passé à l'état d'axiome en Russie que : *Toute personne mordue par un loup enragé est une personne morte.* Il est de fait que la morsure du loup offre une gravité exceptionnelle. Quelle peut en être la cause?

On avait pensé d'abord que chez cet animal la salive avait une virulence supérieure à celle de la salive du chien. C'est une erreur. L'inoculation faite à des lapins et à des cobayes de la moelle prise sur l'un des Russes mort de la rage à Paris prouve que le virus rabique du loup ne présente pas d'autres caractères que le virus rabique du chien, ces animaux étant morts dans le même temps et avec les mêmes symptômes que ceux qu'on inocule avec ce dernier virus. Et cependant la mortalité est notablement plus grande à la suite des morsures du loup. Comment donc l'expliquer?

Cette explication, nous la trouverons d'abord dans le siège même des blessures. Tandis que le chien se contente de mordre ce qui se trouve le plus à sa portée, les jambes, la main, le tronc, rarement le visage, le loup, au contraire, semble avoir pour le visage une pré-

dilection toute particulière. C'est toujours par là qu'il
commence ses attaques et il s'y acharne avec une véritable frénésie. Il faut avoir vu les pauvres Russes de
Smolensk pour s'en faire une idée. Chez plusieurs, les

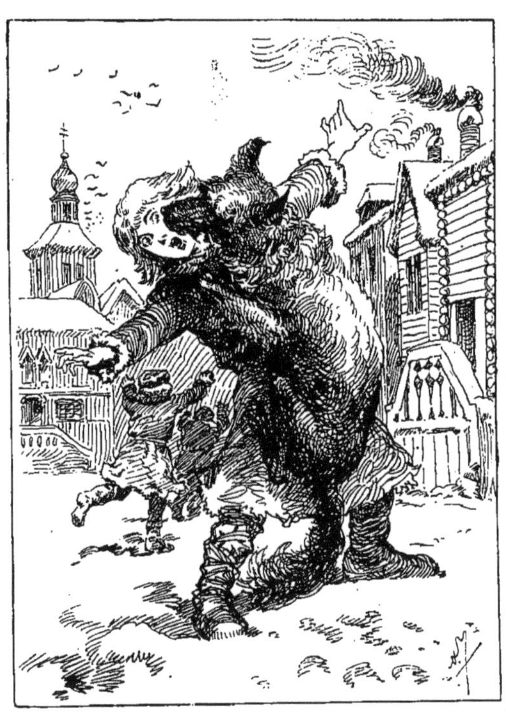

traits avaient été tellement déchiquetés par les dents
de l'animal qu'ils ne conservaient plus rien d'humain.
On a même retrouvé l'une de ses dents implantée dans
l'os temporal de l'un d'eux. Or il est de remarque que

les morsures à la face offrent beaucoup plus de dangers qu'à tout autre endroit. Cela se comprend.

La face touche au cerveau, lequel est tout à la fois l'aboutissant et le centre du virus rabique. De plus, le crâne est percé d'une multitude de petits trous qui font communiquer les vaisseaux du dehors avec les vaisseaux du dedans. Comment s'étonner dès lors que le poison charrié par les premiers arrive presque instantanément au cerveau par leur abouchement avec les seconds?

Une autre cause qui doit accroître encore très notablement les dangers, c'est la multiplicité même des morsures, celles-ci offrant des surfaces beaucoup plus considérables à l'absorption du virus.

Telle est cette multiplicité qu'il semble presque que le loup mord pour le plaisir de mordre et qu'il éprouve une véritable jouissance à multiplier le nombre de ses victimes. Je n'en veux d'autre preuve que la manière dont les choses se passèrent pour le dernier Russe mort de la rage à l'Hôtel-Dieu.

C'était un garçon de dix-sept ans, nommé Pierre Golovinsky, de la petite ville de Beloï, qui avait formé le projet, avec trois camarades de son âge, d'aller passer la soirée à une fête de village, distant à peu près d'un kilomètre. Ils partirent donc tous les quatre à la tombée de la nuit, mais, arrivés à moitié chemin, ils aperçurent un loup qui venait à leur rencontre. Pris de peur, ils se sauvèrent, trois du côté de la ville, le quatrième du côté de la campagne.

Le loup rejoignit les trois fuyards, leur fit successivement de profondes morsures surtout au visage, puis, la besogne finie, courut après le quatrième qu'il atteignit au moment où il allait grimper à un arbre. Il le saisit et lui laboura littéralement la figure et tout le corps avec ses dents, mais il ne put l'empêcher d'y monter. C'est à cheval sur une grosse branche, et cram-

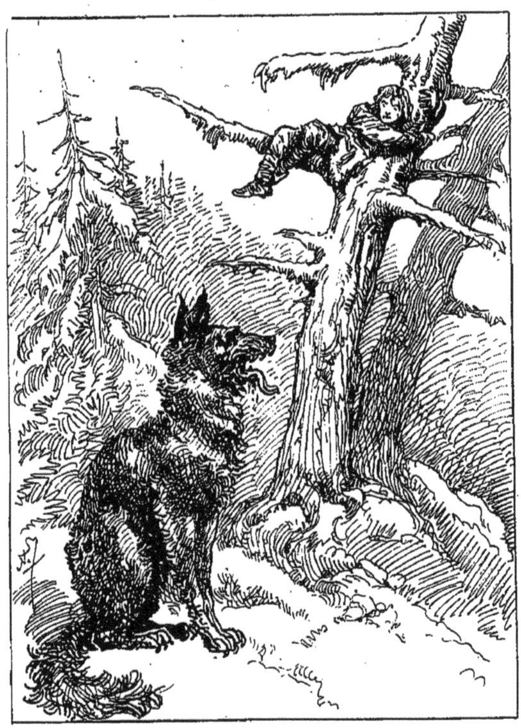

ponné au tronc, que ce pauvre garçon passa ainsi la nuit dans des angoisses d'autant plus terribles que le loup « à sa proie attaché » s'élançait de temps en temps par bonds pour lui saisir les jambes.

Ce fut seulement quand parut le jour que l'affreuse bête se retira, et que le malheureux blessé put regagner la ville.

Dès qu'il fut rentré, on s'empressa de cautériser ses plaies avec la potasse. Mais près de dix heures s'étaient passées, tandis que ses camarades avaient été cautérisés beaucoup plus tôt : aussi est-ce le seul qui succomba. Il est douteux du reste que, lors même qu'il ne fût pas mort de la rage, il eût pu guérir de ses blessures. Il en avait quarante ! L'une d'elles, ainsi que le prouva l'autopsie, était même compliquée de la fêlure d'un des os du crâne, par suite de la puissance énorme des mâchoires du loup qui avaient laissé, le long de cette fêlure, l'empreinte de leurs crocs.

Je suis heureux, fort heureux même, de pouvoir ajouter que ce loup a fini par être puni de ses méfaits. Voici dans quelle circonstance :

Dans sa tournée à la recherche de quelqu'un à mordre encore (*quærens quem devoret*), il entra dans la cour d'une ferme appartenant à un vigoureux bourgeois nommé Kokhansky. A sa vue le chien de garde se met à hurler. La femme sort pour savoir de quoi il s'agit, mais elle se trouve en présence du loup qui se jette sur elle et lui mord cruellement les mains et le visage. A ses cris, son mari accourt avec une hache et, l'animal se retournant contre lui, il lui en assène un tel coup sur la tête qu'il la coupe en deux, et au delà renouvelant ainsi à son insu les exploits des chevaliers du moyen âge.

Il paya cependant sa victoire de plusieurs morsures au visage que le loup lui fit dans la lutte. Mais il finit par bien s'en tirer ainsi que sa femme[1], car ils quittèrent Paris, avec les autres Russes de Smolensk, complètement guéris.

INOCULATIONS POUR MORSURES DE LOUP

Dix-neuf Russes de Smolensk. — Leur inoculation. — Trois succombent. — Ils quittent Paris. — Arrivée de neuf Russes de Wladimir. — Essai d'un nouveau traitement. — Il en meurt trois. — Leur départ de Paris. — Doses de virus stupéfiantes. — Mastodonte foudroyé. — Ce que n'oserait faire un médecin.

Quelle que soit la valeur de nos explications sur les dangers plus grands pour morsures de loup que pour morsures de chien, le fait en lui-même est incontestable. M. Pasteur en a eu un triste exemple dans la mort de trois des paysans russes de Smolensk, venus pour réclamer ses soins. Or, comme c'est précisément sur ces Russes qu'il avait essayé sa méthode et que c'est par suite de la mort de trois d'entre eux qu'il l'a modifiée, il me paraît de toute nécessité de résumer en peu de mots l'histoire de leur morsure et de leur traitement.

Ces Russes, au nombre de dix-neuf, dont une femme, avaient été mordus dans la soirée du 28 février et la matinée du 1er mars de cette année par un loup atteint de la rage. Ils furent tous cautérisés. Huit jours se passèrent ainsi, lorsque, la Municipalité de la ville de Beloë qu'ils habitaient leur ayant fourni les fonds nécessaires

---

1. La femme avait été mordue beaucoup plus cruellement que son mari. C'est au point que le docteur Richet, dans le service duquel elle avait été placée à l'Hôtel-Dieu, fut obligé de lui faire la ligature de l'artère radiale.

pour leur voyage, ils partirent pour Paris où ils arrivèrent le 13 mars accompagnés du Dr Davydoff, médecin de l'hôpital civil de cette ville.

Ce fut le lendemain qu'ils se présentèrent rue d'Ulm et que M. Pasteur leur fit la première inoculation. A dater de ce moment ils prirent rang parmi les autres blessés et vinrent ainsi chaque jour subir la vaccination rabique.

Ils en étaient à leur dixième pansement et se préparaient à quitter Paris, lorsque l'un d'eux succomba à la rage. M. Pasteur les retint alors et leur fit une seconde série d'inoculations analogue à la première. Un second Russe étant mort, M. Pasteur les soumit à une troisième série, ce qui n'empêcha pas un troisième Russe de succomber. Devant ce nouveau décès, M. Pasteur ne crut pas devoir les retenir plus longtemps; d'ailleurs les fonds commençaient à leur manquer. Ils repartirent donc le 12 avril pour Beloï où ils arrivèrent le 19.

Il serait difficile, d'après l'histoire de ces Russes, de se faire une opinion sur la valeur des inoculations contre la morsure du loup, puisque sur dix-neuf blessés trois sont morts. D'ailleurs, à part quelques injections doubles, les trois séries d'inoculations n'ont été que la répétition de la première, laquelle fut faite d'après les règles appliquées aux « Morsures de chien ». Ainsi l'on commença par le n° 14 que nous avons dit correspondre au virus le plus faible, en augmentant ensuite chaque jour d'un numéro la force du virus, pour terminer par le n° 5 que nous savons représenter le virus le plus fort. C'est le 9 avril qu'ils reçurent la dernière injection.

— Passons maintenant à un autre groupe de Russes

mordus également par un loup, les neuf paysans de Wladimir, ceux-ci devant nous fournir, comme traitement, des renseignements bien plus circonstanciés.

Ces neuf Russes furent mordus le 25 mars et cautérisés, six heures après, avec l'acide azotique, par le docteur Vicknevsky, puis, une fois qu'on leur eut fourni l'argent nécessaire pour leur voyage, ils partirent pour Paris accompagnés de ce médecin, et se présentèrent, le 8 avril, à la consultation de M. Pasteur.

C'est par eux que M. Pasteur inaugura son nouveau système d'inoculations pour « Morsures de loup ». Ce système consiste à faire trois injections par jour, de force toujours croissante, une le matin, l'autre l'après-midi, la troisième le soir, et chaque fois, sauf pour les derniers numéros, deux seringuées au lieu d'une, par conséquent six seringuées par vingt-quatre heures.

Le tableau suivant indique le jour de l'inoculation, le numéro de force de la liqueur, et le moment où cette liqueur a été injectée. Il comprend deux séries.

PREMIÈRE SÉRIE

Avril		11 heures du matin.	4 heures après-midi.	9 heures du soir.
4 — Numéro de la liqueur.		14	13	12
9	—	10	9	8
10	—	8	7	6
11	—	5	4	3
12	—	4	3	2

DEUXIÈME SÉRIE

Avril		11 heures du matin.	4 heures après-midi.	9 heures du soir.
13 — Numéro de la liqueur. . . .		10	9	8
14	—	7	6	5
15	—	4	3	2

A ce moment, afin de laisser reposer ses malades, M. Pasteur a interrompu ses séries[1] d'inoculations, se proposant de les reprendre plus tard. Mais, un de ces Russes étant mort de la rage le 19 avril, le Dr Vicknevsky a préféré repartir. Il a donc quitté Paris avec les huit Russes restants. Sur ces huit Russes, l'un est mort également de la rage pendant la route, après trente-six heures de cruelles souffrances. Enfin, quelques jours après leur retour à Wladimir, un troisième Russe a succombé de même à la terrible maladie. Par conséquent trois décès sur neuf mordus!

Tels sont les faits et tels sont les chiffres, les seconds aussi authentiques que les premiers.

Évidemment toute conclusion basée sur ces résultats serait chose prématurée, puisque M. Pasteur en est encore, pour ce qui se rapporte à la Morsure de loup, à la période d'essais. Quant à ces essais, je les qualifierai d'un mot : ILS ME STUPÉFIENT.

Oui, ils me stupéfient, surtout quand je vois quel chemin M. Pasteur a fait depuis la première application de sa méthode à l'homme. Voici en effet les réflexions dont nous avons vu qu'il accompagnait sa Communication à l'Académie des Sciences :

« Dans les derniers jours, j'avais de la sorte inoculé à Joseph Meister le *virus rabique le plus violent*, celui du chien renforcé par une foule de passages de lapin à lapin, *virus qui donne la rage à ces animaux, après sept jours d'inoculation, après huit à dix jours aux chiens.*

---

1. M. Pasteur désigne par le mot « *série* » un ensemble d'inoculations successives d'après certain ordre et certain degré de force de la Liqueur, rappelant assez les combinaisons d'une martingale.

« Joseph Meisler a donc ÉCHAPPÉ, non seulement à la rage que ses morsures auraient pu développer, MAIS A CELLE QUE JE LUI AI INOCULÉE POUR CONTRÔLE DE L'IMMUNITÉ DUE AU TRAITEMENT, RAGE PLUS VIRULENTE QUE CELLE DU CHIEN DES RUES. »

Ainsi M. Pasteur semblait lui-même effrayé de son audace; et franchement il y avait de quoi. Aujourd'hui c'est bien autre chose. Il ne se contente plus, comme pour le jeune Meisler, d'une seule inoculation par jour, il procède par six en vingt-quatre heures!

Eh quoi! serais-je tenté de m'écrier, voilà un virus, le numéro 2, par exemple, dont une goutte suffit pour tuer le chien le plus robuste, et c'est par seringuées pleines que vous l'injecterez dans les veines d'un homme! Et cet homme n'éprouvera ni une démangeaison dans la piqûre, ni un simple spasme au gosier, ni enfin quoi que ce soit d'insolite! Mais il n'y a pas d'animal antédiluvien, fût-ce le mastodonte, qui ne fût foudroyé par un pareil poison à pareille dose. Décidément M. Pasteur joue ici avec son virus comme un dompteur joue avec ses fauves.

Surtout qu'on ne voie pas dans cette dernière réflexion de ma part une pensée critique. Non. Ce que j'ai voulu dire, c'est que jamais un médecin[1] n'aurait osé faire pareille tentative, car, je ne saurais trop le répéter, ce que vous inoculez, C'EST LE POISON LUI-MÊME. Or qui

---

1. Si M. Pasteur n'est pas médecin, l'Académie de Médecine lui a bien prouvé, en le nommant l'un de ses membres, combien elle serait heureuse et fière de le compter dans nos rangs. Ce n'est donc pas à elle que pourra s'appliquer le reproche adressé autrefois à l'Académie Française à propos de Molière :

Rien ne manque à sa gloire, il manquait à la nôtre.

vous garantit que, si vous en centuplez la dose, dans
l'espoir d'en centupler les effets, vous ne travaillerez
pas au contraire dans le sens du mal, en ajoutant une
trop forte proportion de virus à celui de la dent de
l'animal qui a déjà vicié l'organisme?

Mais l'expérience a prononcé : inclinons-nous. Seulement c'est le cas ou jamais de dire :

> ..... Mais pour être approuvés
> De semblables projets veulent être achevés.

LES INOCULÉS DE M. PASTEUR

Ce que l'on voit chez M. Pasteur. — Confiance. — Il se fera inoculer. —
Ce que l'on voit ailleurs. — Angoisses. — Un pourvoi en grâce.

Si. parmi les personnes qui liront ces lignes, il s'en
trouve que le caractère étrange des dernières inoculations de M. Pasteur impressionne un peu trop vivement sur le sort des intéressés, qu'elles se rendent,
si elles le peuvent, au laboratoire, et là elles seront
témoins d'un spectacle de nature à rasséréner leur
esprit. Elles verront la gaieté et la confiance régner là
où il semble au contraire qu'on ne devrait rencontrer
que tristesse et épouvante. Car enfin toute cette population qui s'agite, qui gesticule, qui plaisante, les uns
arpentant les allées du jardin, les autres se réunissant
par groupes, se compose bien réellement d'individus
portant tous en eux un germe de mort, car tous ont été
mordus par quelque animal enragé.

Suivez-les au moment où leur tour est venu de se
faire inoculer. Avec quel empressement ils pénètrent

dans le cabinet de M. Pasteur! Avec quelle joie ils vont recevoir de M. Grancher l'injection préservatrice! Il n'est pas jusqu'à leur démarche, quand ils s'éloignent, qui n'indique qu'ils croient posséder en eux leur brevet d'immunité contre la rage.

C'est qu'ils ont confiance! Cette confiance, comment ne l'auraient-ils pas?

Ils se retrouvent tous, le matin, au même rendez-vous, sans qu'il en manque jamais un seul à l'appel. Expansifs, comme le sont en général les malades atteints du même mal, ils se communiquent leurs remarques et leurs sensations depuis leur dernière réunion. Tous conviennent qu'ils n'ont éprouvé quoi que ce soit d'insolite; plusieurs même affirment qu'ils se portent mieux que jamais. D'ailleurs M. Pasteur ne leur donne-t-il pas l'exemple de cette foi[1] en son remède? On se répète ce mot qu'il a dit à un jeune étudiant, René Dalencourt, qui lui demandait de l'inoculer : « Patience! nous nous ferons inoculer ensemble. » Ce mot, je l'ai entendu moi-même, et certes M. Pasteur parlait très sérieusement.

Quel contraste avec ces malheureux dont la dent de l'animal hydrophobe a de même entamé les chairs, mais que, depuis lors, aucun traitement n'est venu rassurer sur les dangers de l'avenir! Non, il n'est pas de supplice comparable au leur. C'est qu'ils savent — ils ne le savent que trop! — qu'au moment où ils s'y atten

---

1. M. Pasteur, par l'ardeur de ses convictions, fascine tout ce qui l'entoure. Ainsi, l'un de ses aides, M. Viala, s'est fait inoculer pour prévenir les dangers résultant des piqûres qu'il pourrrait se faire dans le laboratoire. Il n'est pas jusqu'à l'un de ses principaux collaborateurs qui ne se soit également soumis aux inoculations préventives.

dront le moins, et sans aucun signe prémonitoire, le mal pourra les foudroyer par une de ces attaques qui ne pardonnent jamais. Si encore ils pouvaient assigner un terme à leurs anxiétés! Mais une sorte d'évocation du passé leur rappellera sans cesse des faits où la rage ne s'est développée qu'après des mois ou même des années d'incubation. Aussi leurs jours sont-ils sans repos, leurs nuits sans sommeil. Ils ressemblent à ces condamnés à mort qui ignorent l'accueil réservé à leur pourvoi en grâce, et qui tressaillent au moindre bruit, croyant toujours qu'on vient leur apprendre qu'il a été rejeté.

Je le demande : la méthode de M. Pasteur ne servît-elle qu'à rassurer les esprits, n'aurait-elle pas tous les titres voulus à notre reconnaissance?

LA MÉTHODE PASTEUR DEVANT L'ACADÉMIE

Jenner. — Comment on répandit la vaccine. — Accueil fait par l'Académie aux inoculations. — Déclarations de MM. Vulpian et Pasteur. — Pourquoi Paris ne peut devenir La Mecque. — Un remède pire que le mal. — La méthode Pasteur facilement transportable.

Lorsque Jenner dota l'humanité de son admirable découverte, personne n'eut l'idée de faire de Londres un grand centre de Vaccination dont l'Europe deviendrait tributaire ainsi que les autres parties du monde. Un noble et généreux élan s'empara au contraire de tous les esprits, et bientôt s'organisa une *Société de Vaccine* dans le genre de la « Société Biblique » qui eut promptement répandu jusqu'aux confins du globe les bienfaits du préservatif de la variole.

Combien les choses se passèrent autrement lorsque M. Pasteur fit connaître à l'Académie des Sciences sa découverte du traitement de la rage! Que l'assemblée tout entière ait éclaté en applaudissements, cela se comprend, et j'ai applaudi moi-même de grand cœur, car, en plus de la question de science, il y a là une question d'amour-propre national, la gloire d'un de ses enfants rejaillissant toujours plus ou moins sur la mère-patrie. Mais, cet hommage rendu, comment se fait-il que pas une voix ne se soit élevée en faveur de ces populations qui payent chaque année à la rage un douloureux tribut, et qui continueront de le payer parce que leur éloignement les empêchera de bénéficier de la méthode. Cette méthode, n'y aurait-il donc pas moyen de la faire pénétrer jusqu'à elles? Non seulement la question n'a pas été posée, mais même on a donné à entendre qu'elle ne saurait l'être, Paris devant conserver, du moins jusqu'à nouvel ordre, le monopole du traitement.

C'est là une allégation tellement grave que je crois devoir citer tout le passage de la séance qui s'y rattache. J'extrais ce qui suit du *Compte rendu* officiel.

Remarques de M. Vulpian[1] *à propos de la communication de M. Pasteur*

« Je prends la parole, dit-il, pour demander à M. Pasteur quelques éclaircissements sur la phrase de sa

---

1. M. Vulpian n'était pas encore Secrétaire perpétuel de l'Académie. Ce n'est que plus tard que, par la mort du titulaire, il l'est devenu. C'est la première fois, je crois, qu'un médecin est revêtu de cette haute fonction. Je me hâte d'ajouter que le choix de l'Académie ne pouvait tomber sur un plus digne.

Communication où il nous a parlé d'un Établissement de Vaccine contre la rage. Cette fondation est-elle décidée? C'est une création qui s'impose. Maintenant que le traitement préventif de M. Pasteur a fait ses preuves de façon à dissiper tous les doutes, le nombre des personnes qui viendront de tous les points de la France et de l'étranger se faire soigner à Paris va s'accroître notablement. IL EST NÉCESSAIRE, ET IL LE SERA LONGTEMPS ENCORE, QUE CE TRAITEMENT SOIT FAIT A PARIS SOUS LA SURVEILLANCE DE NOTRE CONFRÈRE. »

Réponse de M. Pasteur

« Il est certain que, pour la France, un seul établissement peut suffire. J'ajoute que je ne suis pas moins convaincu que l'*établissement de Paris pourrait recevoir*, EN TEMPS UTILE, *toutes les personnes qui auraient été mordues en Europe*. Nous avons reçu nombre de malades venant de la Russie, de l'Angleterre, de l'Allemagne, de la Hongrie, de l'Italie, de l'Espagne, beaucoup même de l'Amérique du Nord. Pour l'Amérique du Sud, le Chili, le Brésil, l'Australie..., *il faudra évidemment former*, DANS L'ÉTABLISSEMENT DE PARIS, *de jeunes savants qui iront porter la méthode dans de lointains pays*. On pourrait faire de même assurément pour les diverses contrées de l'Europe, mais je répète que cela n'est pas nécessaire. La garantie du succès sera, en outre, d'autant plus grande qu'il y aura moins d'opérateurs.

« Quant à la dépense de voyage et de séjour des indigents jusqu'à Paris, *elle sera toujours plus faible* QUE CELLES DES SOMMES ENGAGÉES DANS UN ÉTABLISSEMENT DONT

LE PERSONNEL, NÉCESSAIREMENT TRÈS CHOISI, COUTERA FORT CHER. surtout si l'on considére la continuité obligée de travail et de responsabilité encourue. »

Voilà, il faut en convenir, des déclarations singulièrement décourageantes, en ce qu'elles sembleraient vouloir forcer l'Europe entière et la presque totalité des autres parties du monde à expédier leurs nationaux en France, pour y être traités de la rage. Mais ce serait rendre le pèlerinage de Paris obligatoire comme celui de La Mecque. Combien dans le nombre sèmeraient également la route de leurs cadavres!

Non, l'idée de monopoliser le traitement de la rage à Paris n'a jamais pu entrer dans la pensée des deux savants dont je viens de reproduire les paroles. Ce qu'ils voudraient par cette concentration du traitement près de celui-là même qui en est l'auteur, c'est empêcher qu'une méthode qui en est encore à ses débuts tombât en des mains inexpérimentées, ce qui compromettrait tout à la fois et l'avenir de la méthode et l'existence de ceux sur qui on en ferait d'imprudents essais.

L'intention, sans doute, est très louable ; seulement elle manque complètement son but en ce que, je le répète, ce serait vouer à une mort certaine quiconque ne serait pas en mesure d'entreprendre le voyage de Paris. Tant il est vrai que :

> Souvent la peur d'un mal nous jette dans un pire.

Mais laissons de côté ce qui s'est passé à l'Académie, d'autant plus qu'il va nous falloir y revenir. L'essentiel pour nous actuellement, c'est de prouver d'abord que le transport au loin de la méthode Pasteur est chose des plus faciles, et que, de plus, son installation ne nécessiterait aucuns frais.

FACILITÉ DE TRANSPORT DE LA MÉTHODE PASTEUR

Premier procédé. — C'est le même que pour l'expédition du vaccin. — Conservation parfaite du virus rabique. — Deuxième procédé. — Il consiste à emporter un lapin trépané. — Comment chaque lapin renaît dans son successeur. — Les Coureurs d'Horace. — Terme du voyage. — Le dernier lapin survivant devenu une source de virus rabique. — Facilité de la trépanation.

Les procédés de transport de la méthode Pasteur peuvent être ramenés à deux : l'un qui est le même que celui qu'on emploie généralement pour l'expédition du vaccin; l'autre qui n'a pas son analogue en médecine. Parlons d'abord du premier.

Premier procédé. — Lorsque vous voulez faire un envoi de vaccin, vous en placez quelques gouttes entre deux petites plaques de verre, que vous enveloppez d'un papier métallique, ou mieux vous les introduisez dans l'ampoule d'un petit tube en verre que vous scellez à la lampe d'émailleur, puis vous l'expédiez comme un colis ordinaire. Et, pour plus de garantie que ce vaccin réunit toutes les conditions voulues de pureté et de conservation, c'est dans une salle spéciale de l'*Académie de Médecine*, et sous la surveillance d'un de ses membres, qu'ont lieu ces préparatifs et ces expéditions.

Puisqu'on fait bien voyager ainsi le virus vaccinal, pourquoi ne s'y prendrait-on pas de même pour faire voyager le virus rabique? Il offre précisément les conditions les meilleures pour ce genre de pérégrination. Ecoutez plutôt M. Pasteur :

« J'ai reconnu, dit-il, que ce virus enfermé pur dans des tubes scellés à la lampe d'émailleur *se conservait pendant trois semaines et un mois*, même aux températures de l'été.

« J'ai reconnu également que, si le virus est mis à l'abri de l'air, dans le gaz acide carbonique, *sa virulence se conserve tout au moins pendant plusieurs mois*, sans variation de son intensité rabique. »

Ainsi donc vous avez à votre disposition un virus qui, « pendant plusieurs semaines et même plusieurs mois, conservera sans variation son intensité rabique ». Or, avec la rapidité des moyens de communication qu'on possède aujourd'hui, il aura et au delà le temps de faire le tour du monde.

Je n'oserais cependant être aussi affirmatif que M. Pasteur quant à la durée de sa conservation. Je craindrais qu'il n'en fût du virus rabique comme du virus vaccinal, c'est-à-dire qu'il ne perdît en chemin de sa vertu inoculable. Aussi conseillerai-je bien plutôt le second procédé dont il me reste à parler, et qui me paraît d'autant meilleur qu'il rappelle la vaccination de bras à bras. Nous verrons du reste que c'est celui qui est généralement adopté.

Deuxième procédé. — Vous prenez avec vous, au moment du départ, deux lapins dont un trépané la veille ou le jour même, et l'autre qui ne l'est pas. Ce premier lapin devra mourir, nous le savons, du septième au huitième jour.

Lui mort, vous trépanez son compagnon et l'inoculez avec la moelle du défunt. Ce second lapin meurt à son tour dans le même temps. Que faire alors ?

J'oubliais de dire qu'en prévision de ce décès vous vous étiez précautionné, si le voyage devait durer plus de quinze jours, d'un troisième lapin[1] destiné à servir — oserai-je prononcer le mot? — « de coadjuteur avec future succession. » Ce troisième lapin, vous le trépanez, et l'inoculez comme les deux premiers, et vous répétez ainsi chaque fois la même manœuvre sur un lapin frais jusqu'au terme du voyage.

Ces lapins ne rappellent-ils pas un peu ces « Coureurs dont parle Lucrèce, qui se transmettaient de l'un à l'autre le flambeau de la vie? »

Et quasi Cursores vitaï lampada tradunt.

Sans doute ces Coureurs ne sont pas tout à fait ceux qu'avait entrevus le poëte, mais qu'importe! Leur flambeau n'en est pas moins le flambeau de la vie, car il symbolise de même le remède qui doit sauver tant d'existences.

Il résulte de cette série d'inoculations, qui le plus souvent sont réduites à une seule, tant on fait de chemin en sept jours! que le dernier survivant de vos lapins deviendra pour vous, quand vous serez arrivé à destination, une source inépuisable de virus rabique d'une *qualité exceptionnelle*. Je n'en veux d'autre preuve que le témoignage même de M. Pasteur :

« Voilà, dit-il, plus de trois ans que j'emploie ce procédé des inoculations successives, sans avoir jamais eu recours à un autre, et le virus que j'ai obtenu s'est tou-

---

1. Il va sans dire que, la mort du lapin inoculé arrivant toujours le septième jour, on se précautionnera d'autant de lapins que le voyage exigera de semaines.

jours maintenu d'une *pureté parfaite* et d'une *virulence toujours identique.*

« LA EST LE NŒUD PRATIQUE DU TRAITEMENT. »

Mais, puisque « là est le nœud pratique du traitement », nous nous trouvons avoir la solution de notre problème, celui du transport du remède.

Fort bien, dira-t-on peut-être, mais tout repose, pendant le voyage, sur le succès de la trépanation. Or c'est là une opération délicate qui n'est pas à la portée du premier venu.

C'est M. Pasteur qui va répondre à cette objection :

« Le mot de *trépanation*, dit-il, entraîne avec lui l'idée d'une operation longue et d'un succès difficile. IL N'EN EST RIEN. Dans des *centaines d'opérations* pratiquées sur des chiens, des lapins, des cobayes, des poules, des singes, des moutons, etc., les insuccès se comptent par quelques *unités* seulement. Quant à l'habileté d'exécution que cette opération exige, *elle est certainement à la portée du plus grand nombre.* Un jeune aide du laboratoire[1] a pu être très rapidement mis à même de pratiquer cette opération, et c'est là que présentement se font toutes les trépanations aux divers animaux, sans qu'il arrive jamais d'accidents, pour ainsi dire. L'opération est si peu longue que le dernier singe trépané a été chloroformé, opéré et remis de l'ébranlement produit par le chloroforme *dans l'intervalle de vingt minutes. Moins d'un quart d'heure plus tard il mangeait une figue!* »

---

1. Cet aide est M. Viala, qui, bien qu'étranger à toutes connaissances médicales, déploie dans ces petites opérations une adresse qu'un chirurgien pourra égaler, mais non surpasser.

Voilà donc la méthode transportée. Il va sans dire qu'en même temps que vous vous serez précautionné d'un lapin, vous aurez emporté les ustensiles voulus pour préparer les moelles, lesquels ustensiles se bornent à quelques bocaux.

Tout étant ainsi disposé, quel est donc l'empêchement qui sera de nature à s'opposer au fonctionnement de la méthode? M. Pasteur nous l'a dit : LA DÉPENSE.

LA DÉPENSE

Les frais de route. — Indigents abandonnés. — Un malentendu. — Ce que devra être l'Institut Pasteur. — Mes articles dans la *Gazette de France*. — L'événement me donne raison.

Je comprends parfaitement la Dépense au point de vue de ceux qui seront obligés de se rendre à Paris, un pareil voyage n'étant pas à portée de toutes les bourses. Quant aux indigents ils se trouveront forcément abandonnés, car la charité, elle aussi, a ses limites.

Mais les frais que nécessitera l'Institut Pasteur, quels seront-ils? A part le confortable des bâtiments, car il n'est aucunement besoin de luxe, ils seront les mêmes que dans l'établissement qui jusqu'ici a fonctionné rue d'Ulm, c'est-à-dire qu'ils se borneront à l'*entretien d'un lapin*. La question de la dépense, comme objection, ne peut donc être prise au sérieux.

Mais alors, se demandera-t-on, d'où vient ce contraste énorme entre les évaluations primitives et la réalité d'aujourd'hui? Tout repose sur un malentendu, la question n'ayant pas été placée tout d'abord sur son véritable terrain.

Lorsque l'Académie vota par acclamation l'établissement d'un Institut, elle ne connaissait la méthode que par les Communications que lui faisait de temps à autre M. Pasteur, alors qu'il se livrait à un travail d'Hercule pour la fonder. C'étaient tantôt des « inoculations de singe à chien et de chien à singe, ayant duré des mois entiers »; d'autres fois des « passages de lapin à lapin, par séries de vingt-cinq et même de cinquante »; à un autre moment « il s'agissait de faire mordre trente chiens rendus réfractaires à la rage par trente chiens enragés, comme preuve qu'ils ne contracteraient pas la maladie », et bien d'autres expériences encore, indiquant des essais de tous les jours. Mais tout cela était l'historique de la méthode en voie de formation et non la méthode elle-même en activité de fonctionnement.

Si l'on eût dit : « Tout se réduit maintenant à l'entretien d'un lapin un seul lapin par jour suffisant depuis plusieurs mois à la vaccination de plus de cent personnes »; l'Académie, mieux informée, aurait modifié son vote, ou plutôt elle l'aurait complété. Au lieu d'un Institut consacré uniquement à la méthode Pasteur, elle eût réclamé une « *Ecole de perfectionnement pour les hautes Études expérimentales*[1]. » De cette manière, le chiffre de la dépense et la dépense elle-même auraient été d'autant mieux motivés qu'il n'existe pas

---

1. Ce n'est pas un nouveau titre que je propose, mais un simple développement du titre primitif, le nom d'*Institut Pasteur* devant être religieusement conservé. C'est le *Figaro* qui l'a proposé le premier, par la plume d'un de ses rédacteurs les plus compétents, M. le docteur Gustave Janicot.

en France d'établissement de ce genre, et cela au grand détriment des progrès de la science. Il sera toujours temps du reste de revenir sur cette destination, puisque l'édifice n'est même pas encore commencé[1].

Quant à M. Pasteur, c'est avec la meilleure foi du monde qu'il s'est figuré que, la période d'incubation de la rage étant en moyenne de quarante jours, les « mordus » auraient tout le temps nécessaire pour venir à Paris réclamer les bienfaits de sa méthode. C'est que, n'étant pas médecin, il ignorait que le virus rabique, comme d'ailleurs tout virus, est d'autant plus difficile à déraciner de l'économie qu'il y a séjourné plus longtemps, et que par suite chaque minute perdue est une chance de mort de plus.

Je n'ai pas attendu du reste jusqu'à aujourd'hui pour protester contre cette prétention de vouloir créer à Paris je ne sais quel monopole de la méthode Pasteur. Au lendemain même du vote de l'Académie, j'ai fait paraître dans la *Gazette de France* une série d'articles[2] où, le premier dans la Presse, je me suis attaché à démontrer que cette méthode était aussi facile à transporter que peu dispendieuse à établir. Le travail que je publie actuellement n'est même en quelque sorte que le résumé et le complément de ces articles. Or nous allons voir

1. C'est dans cette même séance que M. de Freycinet, membre de l'Académie et Président du Conseil, fit la déclaration suivante: « Je ne crois pas trop m'avancer en donnant à l'Académie l'assurance que le Gouvernement s'associera avec empressement à l'œuvre si grandiose et si *humaine* que poursuit M. Pasteur. » Si humaine ! Nous verrons dans un instant ce qu'il faut penser de ce genre d'humanité.

2. Ces articles sont intitulés : *De la Vulgarisation du traitement de la Rage.* Le premier a paru le 7 avril, le dernier le 21 mai.

jusqu'à quel point l'événement m'a donné raison, bien plus tôt même que je ne l'avais pensé.

LA MÉTHODE PASTEUR A L'ÉTRANGER

La *Gazette de France* en Russie. — Arrivée de médecins russes à Paris. — Pourquoi ils viennent me voir. — Un huis clos. — Migration de lapins trépanés. — Un émule de M. Pasteur. — Martyrs en voyage. — Une grande mission. — La reconnaissance est le plus durable des monuments.

C'est surtout en Russie que la croisade entreprise par moi dans la *Gazette* en faveur de la vulgarisation de la méthode Pasteur à l'Étranger a eu le plus de succès, non seulement parce que ce journal y est lu par toute la haute société, mais aussi parce que la Russie est peut-être le pays où les loups font le plus de ravages, tant à cause de la configuration du sol alternant avec des steppes et des forêts que par la rareté de la population comparativement à l'étendue du territoire. En Sibérie, par exemple, ces animaux règnent, on peut le dire, en maîtres pendant l'hiver, la faim les faisant pénétrer jusque dans les villes ; et, comme la rage existe chez eux à l'état endémique, ils constituent un fléau non moins redoutable que les tigres « mangeurs d'hommes » dans l'Inde. Ainsi s'explique comment j'ai reçu la visite de la plupart des médecins russes venus en France : ils désiraient avoir de moi un complément de renseignements.

Ces renseignements, je les leur ai donnés d'autant plus volontiers que, à part les inoculations dont chacun peut être témoin, tout se passe à huis clos dans le aboratoire de M. Pasteur. A peine quelques autorisa-

tions sont-elles données pour assister à la trépanation
des lapins. Il paraît que les manipulations qu'exige la
préparation des moelles et de la liqueur réclament de
telles précautions que le seul mouvement d'ouvrir ou
de fermer une porte peut vicier l'air en donnant accès
aux animalcules atmosphériques et, faire ainsi manquer
l'opération. Mais l'École Normale est grande. Ne pourrait-on pas disposer d'une pièce pour faire au petit
groupe de médecins, venus quelquefois de très loin,
une conférence sur l'emploi pratique de la méthode?

Quoi qu'il en soit, la migration de cette méthode à
l'Étranger va chaque jour en s'accentuant davantage.
Ainsi, le 22 mai dernier, les docteurs Ounkousky et
Parchewsky quittaient Paris, l'un pour Moscou, l'autre
pour Samora, munis tous les deux d'un lapin[1] trépané
et de bocaux et autres appareils pris chez Wiesnegg, le
fournisseur de M. Pasteur. Les jours suivants partaient
également deux médecins italiens, l'un pour Rome,
l'autre pour Naples, un médecin espagnol pour Madrid,
un portugais pour Lisbonne, un Suédois pour Stockholm,
deux Américains pour New-York et Philadelphie, etc. Je
m'arrête, car, en supposant que je les nommasse tous,
ma liste serait nécessairement incomplète quand paraî-
tront ces lignes, tant les départs se succèdent!

Toutefois il est un nom que je dois encore joindre
à ceux-là: c'est celui du docteur Krouglevsky, profes-

---

1. Ce transport des lapins hydrophobes a éprouvé au commencement,
de la part de l'Administration des Chemins de fer, certaines difficultés,
heureusement aplanies aujourd'hui. On emprisonne ces intéressants et
précieux animaux dans une petite cage soigneusement grillée que l'on
place dans une sorte de wagon cellulaire qui les isole de tout être vivant. On pourrait à la rigueur leur témoigner plus de confiance, tant
leur rage est douce et résignée!

seur à la Faculté de Médecine de Saint-Pétersbourg. Voici pourquoi :

Lui aussi est venu rue d'Ulm étudier la méthode de M. Pasteur ; seulement, au lieu d'emporter un lapin trépané, il a préféré répéter lui-même toutes les expériences de contrôle et de passages, afin de voir s'il arriverait aux mêmes résultats. Ces nouvelles recherches ne peuvent qu'être très utiles à la science, et M. Pasteur lui-même y prend le plus vif intérêt.

Toujours est-il que, maintenant que l'impulsion est donnée, toute Capitale et même tout grand Centre aura bientôt sa salle d'inoculation. C'est là un résultat auquel je m'applaudirai d'autant plus d'avoir contribué qu'il fera bénéficier de la méthode des populations tout entières qui sans cela en auraient été à jamais déshéritées.

Mais, même pour celles qui peuvent gagner Paris, que de douleurs en perspective et parfois aussi que de déceptions en réalité ? Songez donc à ces pauvres Russes, ayant la plupart le corps et le visage labourés par d'affreuses blessures, obligés de faire le plus économiquement possible un long voyage, au milieu souvent des cahots de la route, car le chemin de fer n'est pas toujours à leur portée. Pour les dix-neuf Russes de Smolensk, la durée de ce voyage ou plutôt de ce martyre a été de sept jours[1], et trois ont succombé. Pour les neuf Russes de Wladimir, elle a été de cinq jours et trois ont succombé également. Enfin, citerai-je cette pauvre

---

1. Pour se rendre de Beloï à Smolensk, où ils devaient prendre le chemin de fer, ils sont restés QUATORZE HEURES en route par des chemins de traverse.

mordue de Bessarabie qui, après avoir mis près de six
jours pour gagner cette Terre Promise de la rue d'Ulm,
est morte de la rage peu de jours après les premières
inoculations? J'ai entendu de leur propre bouche[1] le
récit de leurs souffrances, de leurs angoisses, de leurs
misères, et l'impression qui m'en est restée est de celles
que le temps ne saurait effacer.

N'est-ce pas à M. Pasteur plus qu'à tout autre qu'il
appartient de venir en aide à tant de maux en favorisant
ce mouvement d'expansion de sa méthode? Nul, dans
toutes ces questions d'humanité, n'a plus que lui de
glorieux précédents.

Lors de la dernière épidémie de choléra qui, il y a
trois ans, ravagea l'Égypte, il envoya plusieurs de ses
élèves là où le fléau sévissait avec le plus de rigueur, et
l'un d'eux, nous l'avons dit, paya de sa vie son dévouement. Une campagne de ce genre, dont il prendrait
l'initiative, et pour laquelle les volontaires ne sauraient
manquer, aurait des conséquences incalculables, en
ce qu'il ne s'agirait plus seulement d'aller chercher un
remède à un mal dont on guérit quelquefois, mais
d'aller en porter un à un mal dont on ne guérit jamais.
Ajoutez à cela qu'on n'aurait aucun danger à courir,
chose qui n'est pas à dédaigner, car, si pour certaines
natures d'élite la perspective d'un péril est un stimulant
de plus, il en est d'autres, au contraire, moins forte-

---

1. J'avoue en toute humilité que je ne comprends pas plus le russe
qu'ils ne parlaient le français. Aussi ai-je été très heureux de trouver
un interprète dans un jeune médecin russe, Basile Khokloff, qui
habite Paris depuis quelques années et est très familiarisé avec notre
langue.

ment trempées, pour qui cette perspective pourrait devenir une cause de défaillances.

Voilà certes une grande mission de nature à tenter plus d'un noble cœur.

Il est sans doute certains frais qui ne devraient pas rester à la charge de ceux à. qui elle serait confiée. Comment donc arriver à y faire face? Le moyen le plus simple, ce me semble, serait de prélever les sommes voulues, sommes relativement minimes, sur les fonds déjà considérables versés pour l'Institut Pasteur. Ne craignez pas que les souscripteurs s'en formalisent, sous prétexte que leur offrande se trouvera distraite de sa destination primitive. Que se sont-ils proposé, sinon d'honorer tout à la fois l'auteur de la découverte et d'en faire bénéficier le plus grand nombre? Ce double but sera d'autant mieux atteint que la Reconnaissance est encore le plus durable de tous les monuments, et que chaque pierre de l'édifice que vous allez élever proclamera, elle aussi, le nom de M. Pasteur. *Te saxa loquentur.*

DE LA CAUTÉRISATION PRÉALABLE

Une nouvelle grave donnée par les journaux. — Personnes mordues non
cautérisées. — Nécessité des cautérisations préalables.

Je croyais en avoir fini avec mon travail sur la méthode de traitement de M. Pasteur, lorsque j'ai lu dans
les journaux le fait suivant:

« Deux personnes du quartier des Batignolles ayant
été mordues par un chien enragé ont été immédiatement dirigées rue d'Ulm pour être soumises aux soins
de M. Pasteur. »

Les annonces de ce genre se reproduisent si souvent
dans les journaux que je n'y fais plus attention. Mais
celle-ci me frappa par l'omission de la phrase sacra-
mentelle que « les blessés avaient été conduits aussitôt
dans une pharmacie pour y recevoir les premiers soins. »
Or chacun sait que ces premiers soins ne sont autres que
la cautérisation. Était-ce donc que celle-ci n'avait pas été
pratiquée? Je fus aux renseignements et j'appris qu'ef-
fectivement ces deux personnes avaient été conduites
d'emblée chez M. Pasteur, sans aucune cautérisation
préalable.

C'était là un fait grave en lui-même, mais beaucoup
plus grave encore comme créant un précédent. Pourquoi
en définitive avait-on négligé la cautérisation? Évidemment parce qu'aujourd'hui la confiance en la méthode

de M. Pasteur est telle qu'on se figure qu'elle peut suffire à tout. Or, dussé-je détruire bien des illusions, il
m'est impossible de ne pas dire que c'est là une très
grosse erreur. Qu'on le sache bien :

LE SPÉCIFIQUE DE LA RAGE EST ENCORE A TROUVER. AUJOUR-
D'HUI, COMME AVANT LA DÉCOUVERTE DE M. PASTEUR, TOUTE
PERSONNE ATTEINTE D'UN PREMIER ACCÈS, OU SEULEMENT D'UN
PREMIER SYMPTÔME, EST UNE PERSONNE VOUÉE FATALEMENT A LA
MORT DANS UN DÉLAI DE TROIS JOURS. IL N'Y A PAS D'EXEMPLE DU
CONTRAIRE. ON NE SAURAIT DONC NÉGLIGER AUCUN DES MOYENS
PROPRES A PRÉVENIR LE DÉVELOPPEMENT DU MAL.

Je viens de dire qu'il n'y a pas d'exemple de guérison de la rage une fois développée[1]. C'est ce que
M. Pasteur a déclaré lui-même devant l'Académie des
Sciences, après en avoir fait la triste expérience sur ses
propres malades. Tous ceux qui, pendant qu'il leur
donnait des soins, ont offert un premier symptôme de
rage, tous ont succombé absolument comme s'ils n'a-
vaient subi aucun traitement, et cela avec le même
cortège d'accidents terribles et sans le moindre répit
dans l'heure de la catastrophe.

Mais alors, se demandera-t-on, à quoi sert l'inoculation? Elle sert, comme la Cautérisation, à PRÉVENIR LE
DÉVELOPPEMENT DE LA RAGE. Les deux méthodes ont le même
but; elles ne diffèrent que par les moyens.

Toutes les deux ont encore cela de commun qu'on

---

1. Je dois ajouter : « du moins dans notre espèce ». C'est qu'un jeune
physiologiste, d'un rare talent d'observation, M. Paul Gibier, a établi,
dans un Mémoire communiqué à l'Académie des Sciences (25 février 1884),
que les Oiseaux sont susceptibles de contracter la rage, mais qu'*ils en
guérissent spontanément*. N'arrivera-t-on pas dès lors à substituer leur
moelle à celle du lapin, que nous avons dit être constamment mortelle?

devra y recourir le plus tôt possible. Seulement la cautérisation précédera forcément l'inoculation, ne fût-ce que pour ce motif que celle-ci ne pourra jamais être pratiquée au moment même de la morsure, puisqu'elle nécessite tout un outillage qu'on ne peut se procurer comme on se procure un caustique.

Ces préliminaires posés et ces distinctions établies, entrons dans quelques détails sur la Cautérisation.

AVANTAGES DE LA CAUTÉRISATION

Unanimité d'opinions. — Bouchardat. — Tardieu. — Les auteurs du *Compendium*. — Bouley. — Deux faits à l'appui.

La Cautérisation, par cela même qu'elle détruit le « corps du délit », a été regardée de tout temps comme le meilleur ou plutôt comme le seul préservatif vrai de la rage. Bien que ce soit là un précepte tellement admis qu'il en soit devenu presque banal, il a pris une si grande importance, depuis surtout la découverte de M. Pasteur qui tend à l'amoindrir, que je crois devoir l'étayer de quelques citations empruntées à nos principales autorités en médecine.

« Une chose est certaine dans le traitement de la rage, a dit Bouchardat, c'est l'extrême utilité de la cautérisation. »

Tardieu n'est pas moins affirmatif. « On ne saurait, dit-il, répéter avec trop d'insistance que le seul refuge contre la rage est la cautérisation immédiate avec le fer rouge, et que tout autre moyen compromet l'avenir par la perte irréparable des seuls moments où le traitement préventif est applicable. »

« Toute blessure, disent les auteurs du *Compendium*, faite par un animal enragé, doit être cautérisée partout où elle se trouve, et cela non pas timidement, mais avec hardiesse. En conséquence, on portera encore le fer rouge dans la plaie, malgré le voisinage d'une artère, même considérable. »

Telle était également l'opinion de l'éminent vétérinaire Bouley. Mais il allait plus loin: il voulait, et c'est aussi notre avis, il voulait que l'on cautérisât *même quand il pouvait y avoir doute sur la nature rabique de la morsure*. Voici ses propres paroles:

« Qu'importe la douleur d'une cautérisation, à supposer que le diagnostic ultérieur de l'état de l'animal démontre qu'elle était inutile, comparée aux terribles conséquences que peut avoir l'abstention ou l'application trop tardive du cautère! »

Cette unanimité d'opinions ne repose pas seulement sur des déductions théoriques relatives à la neutralisation d'un virus, elle a pour base les faits les plus concluants. Je n'en veux d'autres preuves que les deux suivants que j'emprunte à un *Rapport officiel* du docteur Tardieu sur « l'Enquête concernant les cas de rage observés en France de l'année 1859 à l'année 1862. »

1er *fait*. — M. le docteur Michel de Salle a fait connaître à M. Camescasse le fait épouvantable d'un loup enragé qui a mordu 47 personnes dont 45 moururent de la rage, *les deux autres ayant été préservées par une cautérisation immédiate faite avec le beurre d'antimoine.* »

2ᵉ *fait*. — Dans les Hautes-Alpes, dit le docteur Cate-lan, 16 personnes et une ânesse sont mordues sans provocation par un chien reconnu enragé, ayant les yeux hagards et la gueule écumante. *Toutes les personnes furent cautérisées*, quelques-unes immédiatement et par un médecin, d'autres itérativement avec un fer rouge ou les caustiques. *Aucune d'elles n'a été atteinte de la rage*. Mais l'ânesse, qui n'avait pas été cautérisée, devint seule enragée et mourut, comme pour confirmer à la fois la réalité de la contagion virulente et l'efficacité des cautérisations préventives. »

Ces faits, et je pourrais en invoquer beaucoup d'autres du même genre, ne prouvent-ils pas que la cautérisation est bien réellement le plus puissant et le plus héroïque des remèdes ?

CAUTÉRISER LE PLUS TOT POSSIBLE

Devancer le mal en vitesse. — Tableaux comparatifs. — Expériences de M. Galtier. — Lapins à qui on coupe les oreilles. — Avec quoi on doit cautériser. — Caustique à porter sur soi.

Nous voilà donc parfaitement fixés sur la nécessité de cautériser préalablement à tout autre moyen toute plaie provenant de la morsure d'un animal enragé. Non seulement il y a nécessité, mais il y a urgence. C'est qu'on ne saurait trop devancer le mal en vitesse, les chances de guérison étant d'autant plus nombreuses qu'on a opéré à un moment plus rapproché de l'accident.

Voici deux tableaux qui vont nous donner de précieux renseignements sur la proportion de la mortalité d'après l'époque où a eu lieu la cautérisation.

J'emprunte le premier tableau à la Statistique fournie par M. Boucher :

Pour les blessures non cautérisées. . . . . 94 0/0.
Pour les cautérisations tardives. . . . . . . 62 0/0.
Pour les cautérisations immédiates. . . , . 11 0/0.

J'emprunte le second tableau à l'excellent Rapport du docteur Proust :

Pour les blessures non cautérisées . . . . . 78 0/0.
Pour les cautérisations tardives . . . . . . 66 0/0.
Pour les cautérisations immédiates. . . . . 20 0/0.

Quand on compare ces chiffres on voit que, si, comme cela arrive pour toute statistique, ils ne sont pas absolument les mêmes, ils n'en prouvent pas moins dans leur ensemble l'immense avantage des cautérisations immédiates, l'utilité relative des cautérisations faites plus tard, enfin la mortalité énorme dans le cas de non-cautérisation.

Comprend-on maintenant l'imprudence de ceux qui ont expédié chez M. Pasteur des personnes mordues, sans les avoir cautérisées ?

Je ne saurais mieux prouver la nécessité et l'urgence de ces cautérisations qu'en rappelant les expériences fort ingénieuses que M. Galtier a entreprises pour démontrer avec quelle rapidité a lieu l'absorbtion du virus rabique.

Il inocule ce virus à l'oreille d'un lapin, puis coupe cette oreille *une heure après :* l'animal meurt de la rage en peu de jours.

Il répète la même inoculation sur un autre lapin, et coupe de même l'oreille, mais au bout de *trois quarts d'heure :* l'animal succombe également.

Enfin un troisième lapin inoculé de la même manière, avec l'oreille coupée au bout d'*une demi-heure* seulement, meurt de même de la rage.

Il semblerait cependant qu'en enlevant le siège du virus, qui est l'oreille, on devrait enlever en même temps le virus, lui-même et par suite sauver l'animal : il n'en est rien. Si donc il succombe, c'est que déjà une partie de ce virus a pris, par voie d'absorption, le chemin du cerveau.

Des expériences du même genre, mais sous une autre forme, avaient conduit M. Bourrel au résultat identique : aussi déclare-t-il que « *Chaque minute que l'on retarde à cautériser est une chance de moins de guérir.* »

Puisque telle est l'urgence de la cautérisation, on comprend qu'on ne doive pas se montrer trop difficile sur le choix du caustique. Le premier venu sera le meilleur, puisque ce sera celui qu'on attendra le moins. La pierre infernale, l'ammoniaque, du vinaigre, un acide quelconque, etc., tout est bon. Si vous êtes à la chasse, versez un peu de poudre sur la plaie et mettez-y le feu.

C'est pour éviter d'être jamais pris à l'improviste que M. Bourrel voudrait que toute personne qui habite la campagne portât constamment sur elle un peu de caustique, du beurre d'antimoine, par exemple, dissimulé dans une breloque, un médaillon ou le chaton d'une bague[1]. On ferait ainsi face au plus pressé, quitte au

---

1. Ce fut avec le poison contenu dans le chaton d'une bague qu'il portait toujours sur lui qu'Annibal s'empoisonna. « C'est ainsi, dit Juvénal, qu'un simple anneau vengea Rome de la défaite de Cannes et de tant de sang répandu » :

> *Cannarum vindex et tanti sanguinis ultor*
> *Annulus....*

médecin, s'il trouve la cautérisation insuffisante, à recourir ensuite au fer rouge, car c'est encore là de tous
les traitements le plus sûr.

L'INOCULATION BÉNÉFICIE DE LA CAUTÉRISATION

L'inoculation sauve surtout les personnes cautérisées. — Preuves empruntées aux Russes de Smolensk. — Aucun n'a succombé depuis leur
retour chez eux. — Une lettre donnant de leur nouvelles.

L'inoculation doit d'autant moins négliger, j'allais
dire dédaigner, la cautérisation, qu'elle en bénéficie en
ce qu'elle a d'autant plus de chances de sauver les personnes mordues que celles-ci ont été cautérisées à
un moment plus rapproché de l'accident. En voici la
preuve :

Sur les dix-neuf Russes de Smolensk mordus par un
loup, cinq furent cautérisés par le docteur Davydoff
avec la potasse caustique, *entre trois quarts d'heure et
une heure après l'accident*. Les quatorze autres furent
cautérisés par un autre médecin avec l'acide nitrique
fumant, mais beaucoup plus tard: *il s'était écoulé de
cinq à douze heures.*

Sur ces dix-neuf Russes, il en est mort trois. Or,
ces trois n'appartenaient pas à la catégorie des cinq
cautérisés hâtivement, mais à celle des quatorze cautérisés tardivement. Il est donc permis de supposer
que l'inoculation a dû une partie de son succès sur les
cinq premiers à cette circonstance qu'ils ont été cautérisés dans des conditions bien meilleures. Ne peut-on
même pas se demander si les trois qui ont succombé
n'auraient pas pu être sauvés, dans le cas où les cau-

térisations auraient été faites au même moment que celle des cinq premiers?

Ne perdons pas de vue que, sur les quarante-sept personnes mordues par un loup dont nous avons parlé plus haut, deux seulement avaie ntéchappé à la mort, et que c'étaient les deux seules qui eussent été cautérisées. Aussi la même remarque est-elle applicable aux quarante-cinq qui ont succombé faute de cautérisation.

Je viens de parler des Russes de Smolensk. Je m'empresse de profiter de cette occasion pour donner de leurs nouvelles.

Voici la lettre que j'ai reçue du docteur Davydoff, médecin distingué de l'hôpital civil de Beloï, le même précisément qui les avait cautérisés, puis accompagnés à Paris chez M. Pasteur, puis enfin reconduits dans leur pays:

Beloï, 28 avril (5 mai) 1886.

« ..... Nous sommes rentrés très heureusement, le
« septième jour après notre départ de Paris. Durant
« toute la route les malades se sentaient parfaitement
« bien. A notre arrivée à Beloï, un incendie considéra-
« ble venait d'éclater, lequel a consumé tout un quar-
« tier de la ville. Mes hommes commencèrent à s'agiter,
« mais, la première émotion passée, il redevinrent
« calmes. Aucun n'a offert le moindre signe de rage,
« mais de temps en temps plusieurs d'entre eux se sont
« plaints de maux de tête assez forts et d'élancements
« dans les endroits où étaient les morsures. Ce doit être
« l'effet du mauvais temps et du changement de régime.

« Tous ont une foi absolue dans leur guérison et expri-
« ment leur reconnaissance par ces trois mots qu'ils
« aiment à associer, comme ils le faisaient en quittant
« la rue d'Ulm : *Dieu*, le *Tsar* et *Pasteur*[1].

« Étienne Davydoff. »

Cette lettre porte la date du 5 mai. Les Russes avaient été mordus le 28 février et le 1er mars. Voilà par consé-quent plus de trois mois écoulés depuis l'accident, ce qui donne tout lieu d'espérer que leur guérison sera définitive.

LIMITES DE TEMPS DE LA CAUTÉRISATION

Une question controversée. — L'homme mordu et l'animal inoculé. — Opinion trop absolue de M. Pasteur. — Pratique opposée de M. Gos-selin. — Un cas de cautérisation après huit jours.— Autre cas presque à la même date. — Pourquoi il faut toujours cautériser.

Je crois en avoir dit assez sur les avantages de la cautérisation pour ne pas avoir besoin d'y insister plus longtemps, d'autant plus que c'est un point sur lequel tout le monde est d'accord.

Mais où cet accord cesse, c'est sur la fixation de l'in-

1. J'ai assisté à la messe d'Actions de grâces qui fut dite à leur inten-tion, la veille de leur départ, à la chapelle russe de la rue Daru, et je dus à l'extrême obligeance du prince Alexis Galitzin de pouvoir suivre le sens symbolique de cette émouvante cérémonie. Mais ce qui m'impres-sionna au delà de toute idée, ce fut l'attitude démonstrative de ces pauvres paysans si heureusement arrachés à la mort. Debout sur deux rangs en face du sanctuaire, dans une sorte de recueillement extatique, ils se frappaient à tout instant la poitrine à la briser, faisaient force signes de croix à l'italienne, ou se prosternaient tout à coup et heur-taient le sol avec leur front ; et, comme pour ajouter encore au drama-tique de ce spectacle, celui qui officiait, c'était le Pope mordu et sauvé comme eux, et le visage encore entouré de bandelettes.

tervalle de temps pendant lequel on peut la pratiquer avec quelques chances de succès. C'est là une très grosse question qu'il nous faut maintenant examiner.

Mais d'abord je dois revenir sur les expériences de M. Galtier que j'ai citées plus haut et qui consistent, nous le savons, à couper l'oreille à un lapin, après y avoir inoculé le virus rabique.

La rapidité et surtout la constance avec lesquelles la mort survient sembleraient indiquer qu'au bout d'une demi-heure à une heure la cautérisation deviendrait inutile. Conclure ainsi serait exagérer singulièrement la portée de ces expériences. C'est que les conditions d'absorption sont loin d'être les mêmes chez le lapin à qui vous inoculez, au milieu de tissus sains, une quantité donnée de virus, et chez l'homme dont la dent de l'animal, plus ou moins chargés de salive rabique, a simplement éraillé l'épiderme ou, si elle a entamé les chairs, a presque toujours été essuyée par les vêtements. Il ne faut donc pas prendre ni surtout appliquer trop à la lettre ces expériences, car il est évident que chez l'homme mordu on a beaucoup plus de temps devant soi pour la cautérisation que chez l'animal inoculé.

Mais alors quelle sera la dernière limite de ce temps? Comme c'est ici M. Pasteur ou du moins sa méthode qui est en cause, faisons connaître avant tout sa manière de voir à cet égard.

J'extrais ce qui suit de sa Communication à l'Académie des Sciences (séance du 1er mars de cette année) sur les *Résultats de l'application de sa méthode* :

« Jeanne Pazat, âgée de sept ans, de Mareuil (Dordogne), mordue le 12 novembre par un chien reconnu enragé par le docteur de Pindray. Ne s'est présentée que quarante-huit heures après au docteur de Pindray, *qui a jugé,* AVEC RAISON, *qu'il n'y avait pas à pratiquer la cautérisation.* »

Ainsi, pour M. Pasteur, quarante-huit heures écoulées entre le moment de la morsure et celui où l'on ferait la cautérisation forment un intervalle tellement considérable que celle-ci deviendrait inutile.

Or un peu plus loin, dans la même séance, il dit à propos de sa méthode :

« Les statistiques établissent que c'est surtout dans les deux mois, c'est-à-dire dans les quarante à soixante jours qui suivent les morsures, que la rage se manifeste. *Il semble que mon traitement peut être efficace* A QUEL-QUE MOMENT QU'IL INTERVIENNE, tant qu'aucun symptôme aigu de la rage n'a pas encore éclaté.

Par conséquent, au bout de quarante-huit heures, les cautérisations seraient frappées d'impuissance, tandis que les inoculations conserveraient leur action pour un temps illimité. M. Pasteur est-il bien sûr que, dans l'appréciation de ces deux méthodes, il n'a pas éprouvé pour la sienne un de ces petits faibles dont les paternités les plus robustes ont tant de peine à se défendre?

Ce qui me le ferait croire, c'est que précisément l'un de ses collègues à l'Académie des sciences, le docteur Gosselin, dont l'autorité fait loi en chirurgie, a cité le cas d'une jeune fille qu'il a cautérisée HUIT JOURS après morsure et chez laquelle il est intimement convaincu avoir détruit ainsi le germe de la rage. Voici sur ce fait quelques détails qu'il a communiqués à l'Académie de Médecine :

« Une jeune fille de dix-huit ans, raconte M. Gosselin, fut mordue, vers le milieu du mois d'août 1859, par un chien qu'elle connaissait comme appartenant à un de ses voisins et sur la santé duquel on n'avait pas de motifs d'inquiétude. Les plaies furent donc pansées simplement et on ne s'en occupa plus. Mais bientôt on remarqua que le chien devenait bizarre et refusait de manger. On le fit transporter à l'école d'Alfort où on le reconnut atteint de la rage et on le séquestra.

« Les parents de la jeune fille commencèrent alors à se préoccuper et, après avoir perdu encore du temps à se concerter, on se décida à me l'amener à l'hôpital Cochin. HUIT JOURS S'ÉTAIENT ÉCOULÉS ; nous étions au milieu du neuvième. Malgré cette époque tardive, je me décidai à cautériser.

« Il y avait quatre plaies profondes de plusieurs millimètres, deux à la face dorsale, les deux autres à la face palmaire de l'avant-bras gauche, toutes les quatre correspondant évidemment aux canines de l'animal. Dans leur intervalle se trouvaient plusieurs plaies superficielles produites par les incisives.

« J'agrandis un peu les quatre premières, de manière à pouvoir mettre leur fond à découvert, puis j'introduisis dans chacune une boulette de charpie imbibée de beurre d'antimoine ; j'en plaçai une autre sur les plaies superficielles et laissai le tout jusqu'au lendemain.

« M'enquérant alors des circonstances de la blessure, j'appris que les morsures avaient eu lieu sur l'avant bras complètement nu, les manches du corsage que la malade portait ce jour-là s'arrêtant au milieu du bras.

« Je pris en outre des renseignements sur le chien à l'école d'Alfort, et je reçus du directeur, M. Raynal, une lettre extrêmement précise de laquelle il résultait que l'animal était bien mort de la rage à l'École même.

« Cette jeune fille guérit parfaitement. Je la revis quatre ans après à l'hôpital où elle est venue se faire traiter d'une ophthalmie, et j'appris d'elle que, depuis son accident, sa santé n'avait jamais éprouvé le moindre trouble qui pût s'y rattacher. »

Un fait qui n'est pas sans analogie avec celui-là a été signalé par le professeur Emiliani, de Bologne :

« Le nommé Brizzi et son fils, dit-il, furent fortement mordus, ainsi que leur servante, par un chien enragé. Sur les instances du docteur Atti, ils consentirent à se faire cautériser, bien qu'il y eût six jours que l'accident avait eu lieu, mais la servante s'y refusa. Elle mourut de la rage vingt-sept jours après ; le père et le fils, au contraire, n'éprouvèrent pas la moindre indisposition. »

Sans doute ce sont là des faits exceptionnels, mais ils n'en ont pas moins leur valeur et ils offrent surtout le très grand avantage de corriger ce que l'affirmation de M. Pasteur a de beaucoup trop absolu.

— La raison pour laquelle on veut ainsi limiter le temps où la cautérisation est applicable part toujours de ce principe que l'absorption du virus rabique se fait par la voie sanguine, d'où on conclut que, les courants sanguins l'ayant déjà transporté au cerveau, le caustique ne trouverait plus rien à détruire. On oublie que M. Duboué a péremptoirement démontré que ce transport a lieu surtout par la voie nerveuse, ce qui donne beaucoup plus de temps pour agir.

Mais il est un autre motif qui suffirait à lui seul pour lever tous les scrupules : c'est que la cautérisation convenablement faite ne saurait jamais nuire ; du moins je ne sache pas qu'elle ait jamais déterminé d'accidents quelconques. Sans doute il y a la douleur, et je comprends d'autant mieux que l'on compte avec elle que je n'appartiens nullement à l'école de Zénon. Mais qu'est-ce qu'un instant de souffrance auprès des continuelles angoisses que laisse après soi une morsure non traitée? Quand la cautérisation tardivement faite ne devrait sauver qu'un individu sur cent, qui vous dit que ce n'est pas vous qui serez ce centième?

J'étends donc à la Cautérisation ce que M. Pasteur a dit de l'Inoculation :

Elle doit être appliquée à tous les cas de morsure, à quelque date que remonte l'accident.

DE L'INCUBATION DU VIRUS RABIQUE

Ce qu'on nomme incubation. — Elle est influencée par deux causes. — L'âge de la personne.— Le siège de la morsure.— Sa durée moyenne.— Rages tardives. — Une hypothèse. — Vieux médecin ; vieille médecine.

On appelle *Incubation* le temps que met un principe morbide, miasme ou virus, introduit dans l'économie, à manifester sa présence par les symptômes qui lui sont propres. On comprend toute l'importance de cette question pour ce qui a trait à la rage, puisque sa solution

indique à la personne mordue la mesure de sa sécurité. Voici à cet égard ce qu'apprend l'expérience.

Deux causes surtout influent sur la durée d'incubation
du virus rabique. Ces deux causes sont : l'âge de la
personne et le siège de la morsure.

Age de la personne. — Depuis longtemps, on avait
signalé la moindre longueur de l'incubation chez les
enfants. Virchow avait donné cette opinion comme pro-
bable et Chomel la professait. Mais c'est Tardieu qui l'a
mise en évidence dans son *Rapport au Comité d'Hygiène*
sur les Documents recueillis de 1862 à 1872. Il établit
les proportions suivantes :

Au-dessous de vingt ans, la durée moyenne de l'incubation est de. . . . . 41 jours.

Au-dessus de vingt ans, la durée moyenne de l'incubation est de. . . . . 67 jours.

Ces chiffres n'établissent pas sans doute une loi
absolue, mais ils prouvent que, plus l'âge se rapproche
de l'enfance, plus il abrège la période d'incubation du
virus rabique.

Siège de la morsure. — Le siège de la morsure exerce
de même une influence très marquée sur la durée de
l'incubation. Ce que nous avons dit du danger plus
grand des morsures de loup indique déjà dans quel
sens doit agir cette influence. Il est, en effet, dans la
logique des choses que, plus le virus arrive rapidement
au cerveau, plus rapide aussi seront ses manifestations dans l'organisme. Voici les chiffres[1] indiqués par
Tardieu :

1. Je donne ici des chiffres ronds, négligeant les fractions comme ne
modifiant en rien les résultats.

Pour les morsures au visage, la durée moyenne de l'incubation est de. . . . . 48 jours.

Pour les morsures aux membres, la durée moyenne de l'incubation est de. . . . . 70 jours.

Notons à l'appui de ces chiffres cette particularité, que la période d'incubation est plus longue de trois ou quatre jours pour les morsures de la main que pour celles du bras ou de l'avant-bras. N'est-ce pas la confirmation de ce que nous disions du temps proportionnel que le virus met à manifester sa présence, selon qu'il est plus ou moins éloigné des centres nerveux?

Nous complèterons ces données en disant d'une manière générale avec M. Brouardel que le plus souvent la rage survient dans le cours du second mois qui suit la morsure, rarement après le troisième, et qu'il est exceptionnel qu'elle attende six mois avant de se déclarer. Lors donc que ces échéances sont passées, on peut regarder la période d'incubation comme éteinte, à part, hélas! certaines éventualités de l'avenir.

Malheureusement tout cela n'explique pas le fait même de cette incubation. Pourquoi le virus rabique couve-t-il si longtemps dans l'économie alors que d'autres virus, ceux de la vipère et du crotale, par exemple, déterminent au moment même de leur inoculation les accidents qui leur sont propres? Nous n'en savons pas le premier mot.

Nous ignorons également comment il se fait que c'est quelquefois plusieurs années après l'accident, alors que la personne mordue en a elle-même perdu le souvenir, que tout d'un coup la rage éclate aussi terrible que le premier jour. Je me hasarderai toutefois, pour ce qui est de ces incubations tardives, à proposer l'explication que voici :

On sait que nos tissus se renouvellent constamment par une sorte de travail intime et moléculaire, de telle sorte que chaque homme, avant de mourir, a bien réellement usé plusieurs corps. Partant de ce fait, ne peut-on pas se demander si, lors de la cicatrisation de la plaie, quelque parcelle de salive rabique ne s'est pas trouvée emprisonnée dans la cicatrice elle-même où elle restera à l'état de séquestre jusqu'au moment où le travail dont nous venons de parler la dégage pour la faire passer dans le sang? Alors seulement la rage éclatera.

Il en serait donc de cette salive comme de certains corps étrangers, tels qu'une balle ou des grains de plomb, qui restent de même, des années entières, enchatonnés dans les tissus jusqu'au moment où le même travail moléculaire en amène l'expulsion.

L'hypothèse que j'émets, quelle qu'en soit la valeur, ne saurait en tous cas offrir d'inconvénients, puisque sa mise en pratique consisterait uniquement à faire cautériser avec plus de soin encore les morsures d'animaux hydrophobes. Or toute parcelle de virus détruite est autant de pris sur l'ennemi.

Cette dernière réflexion paraîtra dater d'un autre âge ou même d'un autre monde en regard de la méthode Pasteur, qui oppose au contraire des flots de virus[1] au virus inoculé par la dent de l'animal. Mais que voulez-vous? Un vieux médecin est bien excusable de tenir encore un peu à la vieille médecine. D'ailleurs ces cau-

---

1. Je t'en avais comblé, je t'en veux accabler.

térisations ne contrarient aucunement la médication du laboratoire de M. Pasteur : loin de là, nous avons vu qu'elles en forment le complément indispensable.

LA RAGE ET LE TÉTANOS

Caractères communs. — Impossibilité d'avaler. — État réfractaire aux remèdes et aux poisons. — Mort par asphyxie. — Autopsie n'apprenant rien.— Tétanos toujours suite de blessures.— Leurs caractères.— Pourquoi on cautérise. — L'hôpital du Caire. — Comment agit la cautérisation contre la rage. — Un exemple emprunté à l'épilepsie.

La rage est une affection tout à la fois si affreuse et si étrange qu'il semble qu'elle n'a pas son analogue en médecine. C'est une erreur. Il est une maladie, au contraire, qui offre avec elle de tels points de ressemblance, que son histoire va nous aider à éclairer celle de l'autre, surtout au point de vue de l'utilité des cautérisations. Cette maladie est le *Tétanos*.

Le premier symptôme du tétanos, c'est la gêne dans le mouvement des mâchoires, avec difficulté d'avaler, puis leur contraction spasmodique au point que les arcades dentaires violemment pressées l'une contre l'autre se broient quelquefois comme par l'action d'un étau. A ce moment toute déglutition est rendue impossible.

N'est-ce pas là le tableau de la rage, sauf que dans la rage le spasme, qui est également le premier symptôme, porte surtout sur l'arrière-gorge, au point de ne plus livrer passage à une seule goutte de liquide ?

Le tétanos une fois développé, tout espoir de guérison est interdit. Les médicaments les plus énergiques sont sans action aucune; les poisons eux-mêmes sont impuissants à impressionner l'organisme.

Ne retrouvons-nous pas également dans cette incurabilité absolue, ainsi que dans cet état réfractaire aux remèdes et aux poisons, les caractères propres à la rage ?

Le tétanique meurt asphyxié parce que, les muscles qui meuvent sa poitrine ayant perdu leur ressort par le fait de l'envahissement du spasme, l'acte respiratoire se trouve mécaniquement suspendu.

C'est de même par asphyxie que meurt l'hydrophobe, étouffé qu'il est par les mucosités dont la sécrétion prend de telles proportions qu'elles obstruent ses fosses nasales et ses bronches.

Enfin, dans le tétanos comme dans la rage, l'autopsie ne donne aucun renseignement sur la cause ni la nature du mal. On sait par les symptômes qu'on a eu affaire à une maladie nerveuse, voilà tout. On a beau ensuite chercher une lésion matérielle quelconque, on ne rencontre absolument rien.

Ainsi donc il existe une analogie marquée entre le tétanos et la rage au point de vue de leur début, de leurs symptômes et de leur marche. Continuons ce parallèle : peut-être pourrons-nous en retirer quelques déductions pratiques.

Le tétanos est constamment la suite d'une blessure, mais d'une blessure offrant un caractère particulier. Ce n'est pas quand les chairs ont été nettement divisées par la lame d'un sabre ou d'un couteau qu'il se développe : c'est quand elles ont été lacérées par l'action d'un clou, d'un crochet ou la dent d'un animal; c'est surtout quand un membre a été arraché ou broyé par les engrenages d'une mécanique. Que fait alors le chirurgien?

Il s'attache à transformer la blessure en une plaie simple. Pour cela, il la débride, ·c'est-à-dire qu'il incise avec le bistouri tout ce qui pourrait devenir une cause d'étranglement. *Mais il a tout particulièrement soin de brûler avec la pierre tous les filaments nerveux incomplètement divisés qu'il aperçoit ou qu'il suppose exister au fond de la plaie, car il sait que c'est le moyen le plus efficace de prévenir le tétanos.*

C'est principalement en Orient, où cette maladie est si fréquente, qu'on ne néglige jamais de cautériser les plaies de cette nature. C'est ce dont j'ai pu m'assurer par moi-même à l'hôpital du Caire, pendant mon séjour en Égypte, lors de l'Inauguration du canal de Suez.

Cautériser est donc la médication préventive du tétanos. Mais nous-mêmes, que faisons-nous pour prévenir le développement de la rage, sinon cautériser? Sans doute notre intention est surtout de détruire le virus, mais il s'agit beaucoup moins de savoir ce que nous voulons faire que ce que nous faisons réellement. Or je suis intimement convaincu qu'un des grands avantages de la cautérisation, c'est, en plus de la destruction du virus, de modifier profondément l'impressionnabilité du système nerveux.

Je citerai à l'appui l'exemple de ce qui se passe pour l'épilepsie, ce type des maladies nerveuses.

Quand il existe une *aura*, c'est-à-dire la sensation d'une vapeur s'élevant d'un point quelconque du corps — le plus souvent c'est d'un doigt — pour se porter au cerveau et déterminer l'attaque, il suffit souvent de brûler ce point pour amener la guérison. La science abonde en faits de ce genre. Or quelque chose d'analogue se manifeste parfois dans les cicatrices de morsures faites par un animal enragé, surtout quand elles n'ont pas été cautérisées. Nous en avons eu un exemple très marqué rue d'Ulm chez la pauvre femme de Bessarabie. Voici en peu de mots son histoire :

Elle avait été mordue à la main droite par un chien enragé, et non cautérisée. A peine arrivée à Paris, M. Pasteur commença sur elle les inoculations. Bientôt elle accusa un malaise général et se plaignit surtout d'un *engourdissement très vif dans la cicatrice de la plaie.* C'est alors qu'on la transporta à la Salpêtrière. Bientôt cette cicatrice devint chaude, brûlante, avec accompagnement d'irradiations sur le trajet des tendons et des nerfs. Enfin la gorge s'entreprit et la mort survint avec tous les signes les plus caractéristiques de la rage.

N'est-il pas permis de se demander si la cautérisation même tardive de la cicatrice n'aurait pas pu prévenir chez cette femme le développement de la rage de la même manière qu'elle prévient l'accès d'épilepsie?

UN CAS DE RAGE EXTRAORDINAIRE

Un Roumain inoculé. — Il est pris de la rage. — On le transporte à l'Hôtel-Dieu. — Ses fureurs. — Ses efforts pour mordre. — Il s'arme d'une barre de fer. — On fait le siège de sa chambre. — Comment on l'a garrotté. — Manière de le faire manger et boire. — Il meurt. — Sa maladie différemment expliquée.

J'en étais là de l'impression de ce travail, lorsqu'un cas de rage extraordinaire s'est déclaré chez un des inoculés de M. Pasteur, au moment même où il terminait son traitement. Transporté à l'Hôtel-Dieu, il y a succombé au bout de vingt-quatre heures, offrant des caractères tellement insolites, que je crois devoir en intercaler ici le récit[1]. Voici les faits tels que j'ai été les recueillir moi-même, non pas seulement de la bouche des témoins, mais des acteurs.

Six Roumains se présentaient, le 26 mai dernier, à la consultation de M. Pasteur sous la conduite du Dr Braïlov, médecin militaire. Ils avaient été mordus, quinze jours auparavant, par un chien enragé ; chez tous les plaies avaient été cautérisées avec le fer rouge. Ils furent soumis immédiatement au régime des inoculations pour « Morsures de chien », par conséquent, une par jour, pendant dix jours. Seulement, leur départ s'étant trouvé retardé d'un jour, M. Pasteur en profita pour leur en faire une de plus, ce qui en porta le chiffre à onze au lieu de dix.

Ils devaient quitter Paris le samedi 5 juin dans la soirée, lorsque vers deux heures de l'après-midi l'un d'eux, le nommé Jean Gagow, fut pris tout à coup d'une agitation extraordinaire et d'autres symptômes sur la nature desquels il était impossible de se méprendre. C'était la rage qui débutait. Conduit aussitôt à l'Hôtel-Dieu, il put encore, à l'aide d'un bras, monter les marches de l'escalier qui mène au service du docteur Richet. On le plaça dans la petite pièce réservée aux hydrophobes. Là il resta seul avec un infirmier.

---

1. Si les chapitres qui précèdent n'étaient pas déjà imprimés, la place de celui-ci serait nécessairement à l'article : *Inoculations pour Morsures de Chiens.*

Dans le premier moment il parut assez calme, se contentant de faire force gestes et force grimaces, puis il demanda à son compagnon du feu pour allumer un cigare ; celui-ci s'empressa de lui en donner, mais, à la vue de la flamme de l'allumette, il poussa un cri sauvage et, se ruant sur lui, il le saisit à bras-le-corps, s'efforçant de le mordre. L'infirmier eut toutes les peines du monde à se dégager et à gagner la porte qu'il referma sur lui pour empêcher son agresseur de pénétrer dans la salle, précaution fort prudente, car il fit de fortes pesées pour sortir. Heureusement d'autres infirmiers accoururent et par leurs paroles aussi bien que par leur attitude énergique ils parvinrent à le tenir en respect.

Ce malheureux sembla peu à peu revenir à des sentiments meilleurs, grâce surtout à la présence de la sœur de la salle, sœur Saint-Luc, à laquelle il témoignait des égards tout particuliers. Aussi, comme la vue des infirmiers paraissait l'irriter, désira-t-elle rester seule avec lui.

Tout s'annonça d'abord assez bien, mais bientôt la scène du commencement se renouvela plus terrible encore. Se ruer sur la sœur, déchirer son voile avec les dents, chercher à lui mordre le visage, tout cela fut l'affaire d'une seconde. Heureusement les infirmiers faisaient le guet ; ils se précipitèrent dans la pièce au bruit de la lutte et parvinrent, non sans peine, à arracher la sœur aux mains de ce forcené.

Resté seul, sa fureur ne connut plus de bornes. Il saccagea tout son mobilier, table, bois de lit, cuvette, mettant en lambeaux matelas et couvertures, puis, dans ses efforts pour sortir, il brisa la partie vitrée de sa porte et, arrachant la barre de fer qui en séparait les carreaux, il s'en fit une arme offensive et défensive avec laquelle il menaçait de mort quiconque approcherait. Or c'était un homme dans la force de l'âge — quarante ans — et doué d'une vigueur musculaire que le *stimulus* de la rage accroissait encore dans des proportions énormes. Il poussait de tels cris qu'on les entendait de la place du Parvis : aussi les malades des salles voisines, affolés par la terreur, ne savaient-ils plus ou chercher un refuge.

Cet état de choses ne pouvait se prolonger plus longtemps, d'autant plus qu'il était près de minuit. C'est alors que, dans l'impossibilité de pénétrer directement dans sa chambre, sans courir de sérieux dangers, on se décida à en faire le siège.

On prit une forte et épaisse couverture que l'on plia de telle sorte qu'elle pût, comme un bouclier, amortir les coups portés par la barre de fer, en même temps que, lancée à la manière d'un lasso sur la tête de l'hydrophobe, elle servît tout à la fois à l'envelopper et à l'aveugler. Ce résultat obtenu, il serait facile ensuite de s'en rendre maître.

Ce plan fut exécuté de tous points. La porte brusquement ouverte, douze infirmiers se précipitent dans sa chambre, les uns manœuvrant la couverture comme nous venons de le dire, et cela avec un plein succès, les autres lui liant les jambes, d'autres lui saisissant et immobilisant les mains, jusqu'à ce que la sœur qui avait présidé à tout, avec autant de courage que de sangfroid, pût lui passer la camisole de force. Sa défense fut terrible, ses hurlements épouvantables, mais enfin on parvint à se rendre maître de sa personne, et, ainsi garrotté, on le porta dans son lit où on l'attacha solidement.

A cette agitation extraordinaire succéda de l'abattement. On en profita pour lui faire quelques injections de morphine, dans l'espoir de lui procurer un peu de sommeil, mais, comme toujours dans les cas de rage, le remède fut sans action aucune. Le malade ne ferma pas l'œil de la nuit, qui fut du reste relativement assez calme. De temps en temps cependant il était pris de soubresauts, et s'écriait : *Caniche! caniche!* comme si son cerveau était hanté par l'image du chien qui l'avait mordu.

Le lendemain changement complet de scène. Il demande à manger et même à boire. On lui laisse tomber au-dessus de la bouche de petits morceaux de pain qu'il « happe », car il serait dangereux de les lui donner avec la main, son idée fixe étant de mordre. On lui présente ensuite un verre que l'on tient par l'anse et dans lequel se trouve un mélange de vin et d'eau. Mais avant d'en approcher les lèvres il s'informe avec soin si c'est de l'*eau bénite*, et c'est seulement quand on lui en a donné l'assurance qu'il se décide à boire. Il avala alors tout le contenu du verre sans difficulté aucune, ce qu'il répéta plusieurs fois dans la journée, mais sans jamais oublier de demander si c'était de l'eau bénite.

La journée se passa sans incidents bien marqués. Il offrit jusqu'au dernier moment des alternatives de calme et de fureur. Enfin vers trois heures et demie de

l'après-midi, par conséquent vingt-quatre heures après
son entrée à l'hôpital, il mourait comme meurent les
enragés, c'est-à-dire asphyxié par les mucosités nasales
et bronchiques.

Voilà certes un cas de rage singulièrement étrange.
Un hydrophobe qui cherche à mordre et dont c'est la
pensée fixe jusqu'à son dernier moment ! Mais c'est là
quelque chose d'à peu près unique dans l'histoire de
la rage humaine ; quant à ce qui est d'avoir pu manger
et même boire, le fait est bien loin d'être aussi rare
qu'on le croit généralement. Mais chercher à mordre !
C'est le propre de la rage du chien, et nullement de la
rage de l'homme.

Précisément je me demande si ce n'est pas l'excès
même du virus rabique qu'on a inoculé à notre Roumain, virus de même nature, mais encore plus terrible
que celui du chien des rues, qui a *déteint* sur lui pour
lui inculquer les instincts de cet animal, en même temps
qu'il lui portait au cerveau. Songez donc qu'on lui en
a injecté une seringuée de plus et du numéro 4 ! Aussi
serais-je tenté de voir dans cette exaltation inouïe de
tout son système nerveux quelque chose d'assez analogue à l'explosion d'une mine qui éclate parce qu'on
l'a trop chargée.

Telle n'est pas, je dois le dire, la manière de voir de
M. Pasteur. Il estime au contraire qu'il n'a pas injecté
assez de virus parce que l'une des morsures siégeait à
la face, et il se propose désormais, pour toute plaie de
cette région, d'en doubler les doses, c'est-à-dire de
faire deux inoculations par jour, ramenant ainsi à cinq
jours la cure réglementaire de dix.

Enfin, on a voulu contester le caractère rabique de la maladie à laquelle a succombé ce malheureux et l'attribuer au *delirium tremens*. D'abord rien ne prouve qu'il ait eu des habitudes d'intempérance. Puis où donc avez-vous vu des personnes atteintes de *delirium* CHERCHER A MORDRE ?

Quelle que soit du reste la valeur de ces explications dont aucune, je l'avoue, ne me satisfait pleinement, on ne saurait se défendre, en face d'un cas aussi extraordinaire, d'appréhensions graves sur le sort des inoculés dont le système nerveux serait de même très impressionnable.

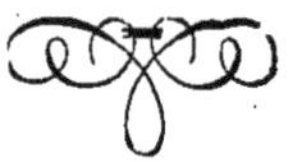

LA MÉTHODE PASTEUR GUÉRIT-ELLE LA RAGE

Un problème aussi grave que délicat. — Ce qu'on entend par guérir.
— Traitement curatif et traitement préventif. — Externe et interne. —
Une lacune. — M. Pasteur a l'ambition de la combler. — Morsures de
loups et morsures de chiens. — Guérisons comparatives. — Une ava-
lanche d'hydrophobes. — Virus rabique inoculé à des gens qui n'en
avaient pas. — Ce que réserve l'avenir. — Un genre d'argument
dont il faut être sobre. — Un bienfaiteur de l'humanité.

Maintenant que nous avons les éléments voulus d'une appréciation de la méthode de M. Pasteur pour le traitement de la rage, le moment est venu de formuler notre opinion sur la valeur de cette méthode, opinion basée uniquement sur les faits. Comme il s'agit ici d'un problème aussi grave que délicat, nous aurons soin de ne rien négliger de ce qui en facilitera la solution.

La question que nous avons à résoudre est donc celle-ci : *La méthode Pasteur guérit-elle ou ne guérit-elle pas la rage ?*

La réponse à cette question dépend du sens qu'on attache au mot guérir.

Si, par guérir, on entend se rendre maître d'une maladie en voie de développement, c'est-à-dire trahissant déjà sa présence dans l'organisme par un signe quelconque, non, la méthode Pasteur ne guérit pas la rage. Il est sans exemple, en effet, qu'une personne ayant éprouvé, au cours des inoculations, un premier symptôme, ait échappé à la mort.

Si, au contraire, par guérir, on entend simplement prévenir le développement ultérieur d'une maladie en en neutralisant le germe déposé dans l'économie, oui, la méthode Pasteur peut guérir la rage : trop de faits en témoignent pour qu'on puisse le nier.

Nous dirons donc, pour nous servir des formules consacrées par la science : « La méthode Pasteur ne constitue pas le traitement *curatif* de la rage; elle en constitue le traitement *préventif*.

Mais ce traitement préventif, une autre méthode le possède également, c'est celle qui consiste à cautériser le germe dans la plaie avant sa pénétration dans l'économie.

Ceci nous amène à comparer ensemble ces deux méthodes, afin d'en faire mieux ressortir les caractères communs ou différentiels. Et, comme c'est nécessairement par la cautérisation que commence la cure, c'est d'elle également que nous parlerons tout d'abord.

La Cautérisation s'attaque au virus rabique déposé dans la plaie par la dent de l'animal de manière à en détruire la totalité, si c'est possible, ou du moins la portion non encore absorbée : d'où la nécessité de ne pas perdre une seconde, afin précisément de couper court à l'absorption.

La méthode Pasteur n'a rien à voir avec la plaie, puisque l'inoculation qui en fait la base est destinée à poursuivre le virus circulant avec le sang et à en prévenir ainsi l'action délétère sur l'organisme.

Si donc nous voulons exprimer de même le rôle respectif des deux méthodes en termes de science, nous dirons : La cautérisation forme le traitement *externe* de la rage et l'inoculation son traitement *interne*.

Il en résulte que ces deux méthodes, loin de se nuire et de s'exclure, se fortifient au contraire et se complètent. Que penser dès lors du fanatisme de ceux qui, pour la plus grande gloire de M. Pasteur, voudraient supprimer la cautérisation préalable?

La méthode des inoculations se présente donc comme constituant le traitement interne de la rage. Si elle réalise ses promesses, ce sera un bienfait d'autant plus grand que la Science jusqu'à présent n'a disposé que du traitement *externe*, dont la cautérisation est le type, toutes ces prétendues recettes réputées infaillibles, que l'on vantait à titre de traitement *interne*, étant sans valeur aucune, ou même créant un danger de plus par la fausse confiance qu'elles inspiraient. Il y avait donc là une immense lacune en thérapeutique.

C'est cette lacune que M. Pasteur a eu l'ambition de combler, et, comme preuve qu'il y est parvenu, il invoque le témoignage de cures qui atteignent déjà un chiffre formidable et qui vont chaque jour en se multipliant. Occupons-nous donc de ces cures, comme représentant le côté pratique et par conséquent le seul vrai de la question.

Elles doivent être divisées en deux catégories, suivant qu'elles se rapportent aux Morsures de Loup ou aux Morsures de Chien.

Les Morsures de Loup ont donné des résultats bien moins satisfaisants que les autres, probablement parce qu'elles sont par elles-mêmes beaucoup plus dangereuses. Ainsi nous avons vu que, sur les dix-neuf Russes de Smolensk, trois sont morts de la rage, et que, sur les neuf Russes de Wladimir, le même nombre a succombé; ce qui représente, pour les premiers, une mortalité de près d'un sixième, et, pour les seconds, une mortalité d'un tiers. M. Pasteur, il est vrai, en est encore, pour les morsures de loup, à la période d'essais : par conséquent n'insistons pas.

C'est pour les Morsures de Chien que la méthode, on peut le dire, s'épanouit dans toute sa splendeur. Comment! sur plus de douze cents inoculés, à peine trois ou quatre insuccès! Mais c'est de la féerie, car cela prouve que la rage qui, avant M. Pasteur, était la maladie dont on guérissait le moins, est devenue, grâce à lui, la maladie dont on guérit le plus. Le sulfate de quinine lui-même, ce spécifique par excellence de la fièvre intermittente, ne compte pas d'aussi beaux états de service.

Mais ce n'est pas tout, en fait de choses extraordinaires. Les meilleures statistiques établissent qu'avant que la méthode de M. Pasteur fût connue, il n'y avait peut-être pas en France deux cents personnes mordues par année. Or, savez-vous combien il s'en est présenté, rue d'Ulm, rien qu'en un seul trimestre? HUIT CENT CINQUANTE !

D'où sortent-ils donc tous ces hydrophobes? Serait-ce qu'aujourd'hui on attraperait la rage comme on attrape un rhume? Sans doute il faut en défalquer les étrangers, mais, même après ce triage, ils représentent encore un chiffre énormément disproportionné avec ce qui se voyait autrefois.

Les adversaires de la méthode s'en font une arme pour dire qu'il en est beaucoup dans le nombre dont la maladie consistait moins dans la rage elle-même que dans ce qu'on pourrait appeler la « Rage de la peur. »

Je suis complètement de leur avis quant au fait ; seulement cela n'infirme en rien les mérites de la méthode. Que ceux à qui la dent de l'animal n'avait point inoculé le virus rabique prennent patience : bientôt la petite seringue Pravaz les compensera et au delà de ces retards. Quand ils seront à la fin de leur cure et que, par conséquent, ils auront reçu les dix injections réglementaires, ils n'auront plus rien à envier aux autres, comme approvisionnement intérieur de virus. Aussi pourront-ils s'appliquer également ce que M. Pasteur disait du jeune Meister, son premier guéri, qu'IL AVAIT ÉCHAPPÉ[1] A LA RAGE QU'IL LUI AVAIT INOCULÉE, RAGE PLUS VIRULENTE QUE CELLE DU CHIEN DES RUES.

Que va-t-il devenir, en somme, ce virus ainsi emmagasiné dans l'organisme? Ira-t-il en s'éteignant comme la maladie contre laquelle on l'a dirigé, ou au contraire, après une incubation plus ou moins longue, signalera-t-il son réveil par quelque terrible catastrophe? Nul ne le sait, M. Pasteur moins que personne. C'est que, n'étant point médecin, il ne peut trouver de point de comparaison avec d'autres maladies également virulentes ; c'est que, de plus, ses magnifiques travaux sur les microbes ne peuvent lui être ici d'aucun secours, puisqu'il n'existe pas de microbes dans la rage.

1. « Échappé » est bien le mot. Pour avoir osé tenter un pareil traitement, il a fallu à M. Pasteur le *Robur et æs triplex* dont parle le poëte.

A défaut d'arguments empruntés à la science, M. Pasteur fait valoir celui-ci :

« L'inoculation finale très virulente a encore l'avantage de limiter la durée des appréhensions qu'on peut avoir sur les suites des morsures. Si la rage pouvait éclater, elle se déclarerait plus vite par un virus plus virulent que celui des morsures. » .

M. Pasteur a cent fois raison. Il est hors de doute que, si la rage avait eu encore prise sur l'individu, il y a longtemps qu'avec un pareil régime il ne serait plus de ce monde. Seulement c'est là un genre d'arguments dont il faut se montrer très sobre.

Je m'arrête et surtout je m'abstiens de tout commentaire sur une Méthode qui, nous venons de le voir, n'a rien de commun avec nos pratiques médicales[1]. D'ailleurs, maintenant plus que jamais la parole est aux faits. L'événement jusqu'ici a donné gain de cause à M. Pasteur, en ce sens qu'il a immensément rassuré les esprits et qu'on a d'excellentes nouvelles de ses inoculés ; espérons qu'il en sera de même pour le reste de son programme. L'opinion ne se sera donc pas trompée lorsque, devançant les faits, elle l'a proclamé l'un des grands bienfaiteurs de l'humanité.

---

1. C'est à tort que l'on a comparé l'inoculation de la Rage à celle de la Variole. Pour la variole, on faisait choix d'une éruption très bénigne, et l'on prenait avec la pointe d'une lancette quelques atomes de virus que l'on glissait délicatement sous l'épiderme, puis c'était tout. Pour la rage, au contraire, nous venons de voir qu'on fabrique tout exprès un virus d'une malignité exceptionnelle, qu'on l'injecte par seringuées pleines dans les vaisseaux et qu'on y revient au moins dix jours de suite. Enfin, l'inoculation du virus variolique développait une maladie analogue, mitigée, tandis que l'inoculation du virus rabique n'impressionne pas plus l'organisme que si c'était de l'eau claire.

UN APPENDICE A LA MÉTHODE PASTEUR

—

LA RAGE MUE

Nécessité de parler de la rage mue. — Choix d'un vétérinaire. — M. Bourrel désigné par M. Pasteur. — Son obligeance.

Il m'a semblé que mon travail serait incomplet, si, après avoir parlé de la « Rage Furieuse, dite des Rues », qui est surtout celle des animaux dont les victimes ont formé la clientèle de la rue d'Ulm, je ne disais pas quelques mots d'une autre espèce de rage, la Rage Mue ou Muette, que nous verrons être infiniment plus dangereuse. Je consultai donc les ouvrages spéciaux pour me renseigner, mais je ne tardai pas à m'apercevoir que, pour la médecine des animaux comme pour la médecine humaine, la pratique seule donne des notions exactes et positives. Aussi songeai-je à me mettre en relations avec un vétérinaire expérimenté. Mais lequel ?

M. Bourrel m'était en quelque sorte désigné d'avance par M. Pasteur. N'est-ce pas lui qu'il nomme à tout instant comme étant celui qui lui inspire le plus de confiance? C'est donc à M. Bourrel que je me suis adressé, et bien m'en a pris, car je ne saurais trop le remercier de l'obligeance avec laquelle il a mis à ma disposition et son hôpital et sa personne.

Dès ma première visite, je n'eus rien de plus pressé que de lui demander s'il pourrait me faire voir quelque animal atteint de la *Rage mue*.

« Vous ne pouviez mieux tomber, me répondit-il. Il est précisément entré hier dans mon hôpital un chien offrant les caractères types de cette forme de rage. Vous n'avez qu'à me suivre. »

UNE VISITE A UN HOPITAL DE CHIENS

Cours ressemblant à des salles. — Disposition des loges. — Compartiment des enragés. — Un chien atteint de rage muette. — Son aspect tout autre que je ne me le figurais.

J'entrai avec lui dans son hôpital, qui du reste n'est qu'une dépendance de sa demeure. Nous traversâmes ainsi plusieurs cours que je serais tenté d'appeler des salles, tant est admirable l'ordre ainsi que la propreté qui y règnent! Chaque animal a sa loge à soi, séparée par une cloison de la loge voisine et s'ouvrant sur le devant par une porte à jour, munie d'un treillage, qui permet d'assister à ce qui se passe à l'intérieur. Ces loges sont disposées par étages le long des murs, et soutenues par des traverses, à la manière des rayons d'une bibliothèque. Le service se fait par de nombreux infirmiers.

Une fois arrivés à l'extrémité du bâtiment, M. Bourrel me fit entrer dans une pièce isolée des autres et me dit : « C'est le compartiment des enragés. Vous avez devant vous celui que vous désiriez voir. »

Grande fut ma surprise, car, au lieu de l'animal furieux et bondissant que je m'étais figuré, j'aperçus un

pauvre chien comme immobilisé au devant de sa cage,
assis sur sa queue et soutenu par ses pattes de devant.
Son regard avait quelque chose de vague et de mélan-
colique qui semblait implorer la pitié. Je ne remarquai

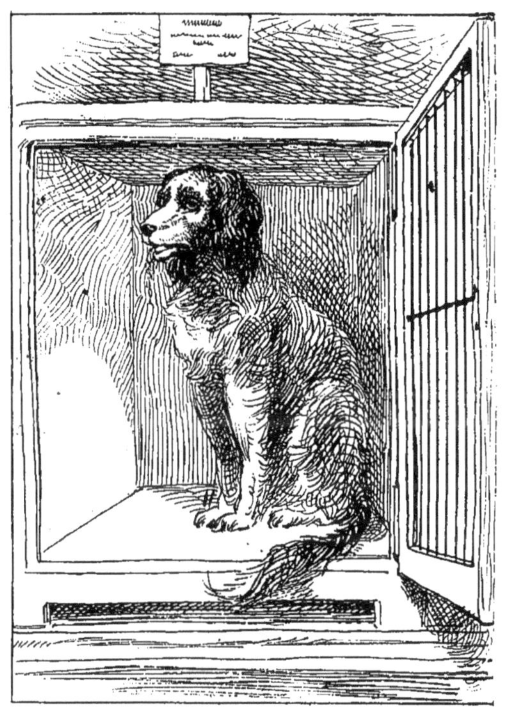

aucun clignement dans ses paupières. Mais ce qui me
frappa le plus, ce fut l'écartement de ses mâchoires.
L'inférieure, sensiblement abaissée, laissait pendre la
langue et couler la salive; par moments l'animal fai-

sait un effort pour la relever, accompagnant cet effort d'un mouvement de déglutition, mais bientôt elle retombait comme paralysée : c'est qu'elle l'était réellement.

Lorsque j'eus bien contemplé cette pauvre bête, spectacle tout nouveau pour moi, je demandai quelques explications à M. Bourrel sur le cas que j'avais sous les yeux et sur la rage en général. Je vais résumer en peu de mots ce qu'il me dit et ce qu'il a du reste consigné dans ses livres.

DIAGNOSTICS DIFFÉRENTIELS DE LA RAGE

Comment débute la rage. — Se défier de tout chien ayant l'air drôle. — La maladie plus forte que les bons sentiments. — Rage furieuse caractérisée par des accès. — Rage muette caressante. — En quoi elle est plus dangereuse. — Durée de la vie servant de critérium. — Un terrible et très ancien souvenir.

La rage débute rarement d'emblée par des caractères assez significatifs pour donner l'éveil. « Presque toutes les personnes qui m'amènent des chiens enragés, me disait M. Bourrel, se servent d'une expression un peu triviale peut-être, mais que je demanderai la permission de répéter, car elle peint à merveille leurs remarques : « Je ne sais ce qu'a mon chien, disent-elles, « il a l'*air tout drôle*. »

Et moi aussi je vous dirai : « Méfiez-vous de votre chien, s'il a l'air tout drôle. Pour peu que vous notiez un changement quelconque dans ses habitudes ou seulement ses allures, isolez-le de toute communication avec les personnes et les animaux. Donnez-lui ses aliments à part; observez-le quelque temps, quinze jours environ; en un mot, considérez tout chien offrant des bizarreries comme suspect et vous échapperez ainsi à de terribles éventualités ».

On dit généralement que le chien enragé quitte le logis qu'il habite, parce que, ayant conscience de son état, il ne veut pas exposer son maître affectionné au danger d'être mordu par lui. Ce sont là des sentiments bien dignes de l'animal à qui on les prête, mais dont je ne voudrais pas me porter caution. Le chien fuit son logis, il est vrai, dans la journée, mais pour y revenir le soir.

Il est certain que cet « ami de l'homme, » habitué à être docile envers son maître, n'entre pas du jour au lendemain en révolte contre lui, mais il ne faut pas s'y fier. Le mal en se développant finira par étouffer même chez le chien les sentiments les meilleurs, et alors son maître, se trouvant constamment en rapport avec lui, sera plus exposé que personne.

Supposons maintenant qu'à la période d'incubation succède la période des manifestations, à quels caractères reconnaîtra-t-on que l'animal est enragé?

Ces caractères chez le chien offrent presque autant de variétés que la folie chez l'homme. C'est bien la même maladie, mais elle diffère d'aspect. Voici les principaux caractères différentiels de la *Rage Furieuse* et de la *Rage Mue*.

La Rage furieuse est celle qui se manifeste par des crises d'excitation et des besoins de mordre qui font que l'animal se précipite sur tout être vivant qu'il rencontre. Quelquefois ce besoin de mordre s'assouvit sur des corps inertes, tels qu'une planche ou une barre de fer. L'appétit est perverti; l'animal avalera de la paille, du linge, des graviers, du plâtre, etc. *C'est un des signes les plus caractéristiques.* Sa voix offre surtout une altération étrange. L'émission entrecoupée est faite en deux temps, composés l'un d'une note grave, l'autre d'une note aigüe, imitant le plus souvent le cri du chien courant enroué par la fatigue. Il suffit de l'avoir entendue une fois pour toujours la reconnaître. Enfin il expire dans des accès de fureur qui n'appartiennent qu'à cette terrible maladie.

Tout autre est la Rage muette, dont nous venons de voir un si remarquable spécimen. Celle-là est d'autant plus perfide et dangereuse que l'animal est calme, n'aboie pas, et semble même implorer le secours de son maître. Plus il se sent malade, plus il devient caressant. Ainsi il se plaît à lui lécher les mains, à les lui « mordiller. » Seulement sa salive est déjà imprégnée du virus rabique, et, pour peu que la peau offre la plus petite écorchure, ce sera la voie par laquelle pénétrera le poison.

J'ajouterai à titre de renseignement importaut que, dans le cas où un chien en proie à une vive surexcitation quelconque aura mordu quelqu'un qui en aura été vivement alarmé, la durée de la vie de l'animal est un critérium sûr pour rassurer le blessé. Si, quinze jours après l'accident, le chien est encore en vie, cette personne ne court aucun danger. La même observation s'applique aux animaux mordus, en ce sens qu'ils doivent de même être regardés comme indemnes.

Ces détails que j'emprunte à M. Bourrel m'intéressaient d'autant plus qu'ils furent pour moi toute une révélation, en ce qu'ils me firent comprendre un fait terrible remontant aussi loin que mes souvenirs pussent s'étendre et qui était resté inexpliqué dans mon esprit. Voici ce fait, tel que le racontèrent les journaux du temps.

UN CAS TERRIBLE DE RAGE MUE

Toilette faite à un chien. — L'animal devient enragé. — Symptômes méconnus. — Il succombe. — Son maître meurt à son tour. — Dangers de la rage à domicile.

Un jeune homme nommé Lombard — c'était, je crois, un parent du professeur Andral, dont j'étais alors l'interne à la Charité — avait un chien qu'il affectionnait d'autant plus qu'il avait appartenu à sa mère, morte récemment. Ce chien, il se plaisait lui-même à lui faire sa toilette, pendant qu'il faisait la sienne propre, se servant d'une seule éponge. Mais il arriva un moment où, sans raison connue, l'animal devint triste et abattu. Son mal consistait surtout en ce que ses membres postérieurs semblaient se paralyser et que de sa bouche entr'ouverte s'écoulait une abondante salive. Mais, comme il se montrait de plus en plus affectueux pour son maître, celui-ci, sans défiance aucune, redoubla lui-même de soins de toute nature.

Cependant la maladie finit par prendre de telles proportions qu'un vétérinaire fut mandé, lequel reconnut immédiatement la Rage muette. Il emmena le chien à son hôpital, sans, bien entendu, prévenir le jeune homme de l'affection dont il était atteint, car à quoi bon l'effrayer, puisqu'il n'avait pas été mordu?

Oui, mais, s'il n'avait pas été mordu, le virus rabique ne lui en avait pas moins été inoculé par la salive, soit au moyen de quelque petite plaie passée inaperçue, soit par l'absorption qu'avait opérée la peau fine et poreuse des lèvres. Aussi, trois semaines après, était-il pris de la rage et succombait-il au milieu d'affreuses convulsions. Quant au chien, il était mort également de la rage peu de jours auparavant.

Comme je racontais ce fait à M. Bourrel, lui disant que c'était la vue de son chien qui m'en donnait, pour la première fois, l'explication, il me répondit que le cas de rage qui m'avait tant frappé était au contraire l'histoire de ce qui se passe tous les jours. Sur dix personnes qui meurent enragées, neuf succombent dans des circonstances plus ou moins analogues.

Il ajouta : *Ce n'est pas dans la rue que l'homme contracte la rage, c'est chez lui.*

REMARQUES COMPLÉMENTAIRES SUR LA RAGE.

La Rage mue dans les campagnes. — Le poireau classique. — Plus de trois mille chiens enragés. — Aucun cas de rage par leur morsure. — Comment la teinture d'iode devient un talisman. — Cas où le beurre d'antimoine est préférable.

M. Bourrel me dit encore : « C'est dans les campagnes surtout que cette méconnaissance de la rage muette entraîne les plus graves conséquences. Quand on voit un pauvre chien la gueule entr'ouverte et pleine d'écume, la langue pendante, faire d'inutiles efforts pour avaler, on se figure qu'un os lui est resté dans la gorge et on essaie avec un poireau, car c'est l'instrument classique, de le faire descendre dans l'estomac. L'animal en se débattant mord les personnes qui lui font violence sous prétexte de le soulager, et leur inocule la rage. C'est par centaines que je pourrais citer des faits de ce genre.

« — Par *centaines!* m'écriai-je :mais combien donc vous est-il passé d'enragés par les mains?

« Quelque chose comme trois mille. Le calcul est bien simple. De 1859 à 1872, j'ai reçu dans mon infirmerie 1,219 chiens enragés; c'est même le résumé des observations prises sur ces animaux qui forme la base de mon *Traité sur la Rage.* Or j'en avais déjà soigné beaucoup auparavant; depuis lors, c'est-à-dire depuis quatorze ans, les admissions ont été plutôt en augmentant. Je ne dois donc pas être loin du chiffre de trois mille, si même je ne l'ai déjà dépassé.

« — Mais alors, lui dis-je, vous possédez donc un véritable talisman, car il me paraît impossible que, sur cette masse énorme de chiens enragés, il n'y en ait pas eu dans le nombre qui vous aient mordu. Comment n'êtes-vous pas déjà mort plusieurs fois?

« — Je ne suis pas même mort une seule, pas plus moi qu'aucun de mes infirmiers; et cependant ce ne sont pas les morsures qui nous ont manqué! Huit entre autres parmi eux ont été mordus à plusieurs reprises par des chiens atteints de la rage de la pire espèce, et pas un n'est devenu hydrophobe. Quant à notre talisman, le voici. » — Et il me désigna du doigt une fiole suspendue près de son bureau. — « Cette fiole renferme de la teinture d'iode. Aussitôt que l'un de nous est mordu, il prend à peine le temps de laver sa plaie, puis *court* à la teinture dont il arrose cette plaie, en ayant soin de bien l'en imprégner. Tout cela n'est pas l'affaire d'une minute. Jamais chez moi on n'a recours à aucun autre moyen et jamais non plus, je le répète, il ne s'est manifesté un seul cas de rage.

« Si je préfère ainsi la teinture d'iode, n'en concluez pas que j'y voie une sorte de spécifique contre la morsure du chien enragé. Non : son principal mérite à mes yeux est d'être un caustique assez anodin, et de prévenir l'absorption du virus en coagulant l'albumine du sang. Mais son action n'est efficace qu'autant que son emploi est instantané. Pour peu que vous attendiez *quelques minutes*, le virus sera déjà trop loin, et il ne pourra l'atteindre. Je conseille donc plutôt le beurre d'antimoine, comme pénétrant plus profondément, et par suite offrant plus de chances de détruire le virus. »

Tel est le résumé de mon entretien ou plutôt de mes entretiens avec M. Bourrel, car je l'ai vu plusieurs fois. J'ignore si je suis parvenu à faire passer dans l'esprit de mes lecteurs les impressions que j'en ai rapportées, mais je sais que, pour mon compte, j'ai aujourd'hui sur la rage des notions infiniment plus pratiques que celles que j'avais auparavant, surtout pour ce qui a trait à la Rage Mue.

DE L'EXTINCTION DE LA RAGE

Trois moyens ont été proposés.

Nous venons d'esquisser les principaux traits auxquels on reconnait la rage, et par suite d'indiquer dans une certaine mesure la manière de s'en garantir. Mais est-ce là le dernier mot de la science? Ne pourrait-on pas supprimer la rage elle-même?

Trois moyens ont été proposés. L'un consiste à mettre le chien dans l'impossibilité de la contracter, en créant chez lui par des inoculations ce qu'on a appelé « l'État réfractaire; » les deux autres ont pour but de l'empêcher de la transmettre, soit en neutralisant ses morsures par l'Émoussement de ses dents, soit en les prévenant par l'emploi de la Muselière.

Nous allons examiner successivement ces divers moyens.

CHIENS RENDUS RÉFRACTAIRES A LA RAGE

Expériences de laboratoire réussies. — Dangers de leur application. — M. Pasteur y renonce. — Intervention, au besoin, de l'Autorité.

On arrive à rendre un chien réfractaire à la rage à l'aide d'inoculations successives, comme les pratiquait

Magendie et comme les a pratiquées après lui M. Pasteur. Seulement, tandis que Magendie ne cherchait pas à utiliser dans ce but ses expériences, M. Pasteur, au contraire, en a fait l'objectif de ses travaux. C'est du reste ce qu'il a exprimé en termes très nets dans une de ses premières Communications à l'Académie des Sciences, lorsqu'il a dit :

« L'homme ne contractant jamais la rage qu'à la suite d'une morsure par un animal enragé, il suffirait de trouver une méthode propre à s'opposer à la rage du chien pour préserver l'humanité de ce terrible fléau. Bien que ce but soit encore éloigné, n'est-il pas permis d'espérer que les efforts de la science actuelle l'atteindront un jour ? »

Mais il me semble que ce but s'est singulièrement rapproché depuis, grâce précisément aux travaux de M. Pasteur, dont il a communiqué lui-même les résultats à l'Académie. Ainsi il déclare :

Dans la séance du 11 décembre 1882, qu' « il possède *quatre* chiens qui ne peuvent prendre la rage, quels que soient le mode d'inoculation et l'intensité de la virulence de la matière rabique ».

Dans la séance du 12 mai 1884, qu' « il dispose de *vingt* chiens enragés, qu'il est prêt à faire mordre par vingt autres chiens inoculés, garantissant d'avance que pas un ne contractera la rage. »

Enfin, dans la séance du 26 décembre 1885, qu' « il est arrivé par l'application de sa méthode à avoir *cinquante* chiens de tout âge et de toute race, réfractaires à la rage, sans avoir rencontré un seul insuccès. »

Cinquante chiens rendus réfractaires ! Combien donc

en faut-il à M. Pasteur pour qu'il se décide à proclamer le problème résolu et à en faire bénéficier l'humanité? Et cependant il hésite; il hésite tellement que je l'ai entendu dire lui-même qu'il ne croit pas ce moyen praticable.

C'est que tel est souvent le sort des expériences de laboratoire. Essayées sur une petite échelle, au point de vue scientifique, elles donnent des résultats admirables; transportées sur une grande, au point de vue pratique, elles se heurtent à des obstacles ou à des inconvénients qu'on n'avait pas prévus tout d'abord.

Rien de plus naturel en apparence que de vacciner un chien pour le garantir de la rage, comme on le vaccine pour le garantir de la « maladie ». Et cependant combien les résultats pourront différer dans ces deux cas!

Supposons que le chien que vous avez vacciné contre la maladie vienne à en être atteint, cela importe peu, puisqu'il ne saurait la communiquer à aucun autre : lui mort, tout est dit.

Supposons au contraire que c'est le chien que vous avez vacciné contre la rage qui en est pris, que de désastres avant de mourir il aura pu causer!

C'est que le virus que vous lui avez inoculé pour le garantir de la rage, c'est la rage elle-même. Si donc, au lieu de devenir réfractaire à la rage, il la contracte, il offrira tous les dangers du chien enragé, c'est-à-dire que, s'il est atteint de la Rage Furieuse, il jettera partout le deuil et l'épouvante; s'il est atteint de la Rage Mue, il fera peut-être plus de victimes encore par la sécurité relative qu'il inspirera.

D'où je conclus que l'inoculation du virus rabique comme moyen préventif de la rage serait un acte tellement imprudent que l'Autorité, dans l'intérêt de la santé publique, devrait non seulement l'interdire de la manière la plus absolue, mais le frapper des peines les plus sévères.

ÉMOUSSEMENT DES DENTS

Principes sur lesquels repose l'émoussement. — Morsures d'herbivores comparées à morsures de carnivores. — Conclusions trop absolues. — Expériences contestables. — Chiens de berger et bouledogues.

J'arrive maintenant au second moyen dont nous avons parlé pour éteindre la rage. Ce moyen, proposé par M. Bourrel, a reçu de lui le nom de : *Émoussement des dents*. Voici sur quels principes il repose :

« Il est de remarque, dit M. Bourrel, que les quadrupèdes herbivores atteints de la rage ne peuvent la transmettre, à cause de leurs dents en couronnes, celles-ci mâchant l'épiderme sans l'entamer. On cite un cheval du régiment des *Guides* qui en 1862 devint enragé et mordit impunément le bras de son cavalier.

« Donnez aux dents du chien, en les émoussant, la forme de celles des herbivores, et pas plus que la dent des herbivores la dent du chien ne constituera pour l'homme un danger véritable. »

Avant d'aller plus loin, je ferai remarquer, d'une part, qu'on a des exemples d'herbivores ayant communiqué la rage à d'autres herbivores, et en second lieu ayant entamé assez profondément l'épiderme de l'homme pour lui inoculer le virus. Je sais pour mon compte avoir vu, parmi les malades en traitement rue d'Ulm, un charretier portant à l'avant-bras droit une plaie énorme produite par la dent d'un âne hydrophobe[1].

J'arrive maintenant à l'expérience que M. Bourrel invoque à l'appui de sa thèse.

« Après avoir, raconte-t-il, limé les dents de trois chiens enragés, je les ai mis en contact avec six de ces animaux sains. Immédiatement les chiens enragés se jettent sur eux, les mordent avec frénésie; pas un n'a la peau entamée. Ces six chiens d'expérience furent surveillés dix mois et il ne survint aucun cas de rage sur eux.

« *Un de ces chiens enragés saisit entre ses dents ma main gantée; lorsqu'il se décide à la lâcher, le gant est intact; la morsure n'a produit qu'une forte pression.* »

A mon tour de répondre à cette expérience.

Je comprends très bien que les mâchoires d'un chien dégarnies des aspérités de ses canines et de ses incisives ne puissent entamer la peau d'un autre chien que protège son poil à la manière d'une cuirasse. Sous ce rapport les dangers de communication de la rage, entre animaux de cette espèce, sont nuls ou presque nuls. Mais l'homme? Je me contenterai de poser à M. Bourrel la question que voici :

Croit-il que, s'il n'eût pas été ganté, l'épiderme de

---

1. On lit cet autre fait dans les journaux d'Avignon du 9 juin dernier : « Une mule mordue par un chien enragé et devenue hydrophobe vient de jeter l'épouvante dans trois communes des environs. — Plusieurs mules et quelques personnes ont été mordues. — Deux gendarmes de Villeneuve-lès-Avignon l'ont abattue à coups de revolver. — Son propriétaire, mordu au poignet, est parti pour Paris voir M. Pasteur. »

ses mains n'eût pas été suffisamment entamé par la dent de l'animal pour produire une éraillure capable de livrer passage à quelques parcelles de virus rabique?

Aussi, dans cette dernière expérience, j'admire beaucoup plus sa force d'âme que la force de son raisonnement, car on ne peut pas être condamné à porter constamment des gants pour être à l'abri du chien hydrophobe.

Ce qui me paraîtrait d'une utilité plus urgente et plus pratique, ce serait de soumettre à l'émoussement ces affreux bouledogues qui, pareils à l'avare Achéron, ne lâchent jamais leur proie dès qu'ils l'ont saisie entre leurs crocs. On lime bien au chien de berger ses canines, dans l'intérêt des moutons : pourquoi ne pas faire la même opération au bouledogue, dans l'intérêt des humains?

LA MUSELIÈRE

La muselière a éteint la rage en Prusse. — Une ordonnance l'avait rendue obligatoire en France. — Causes qui l'ont fait tomber en désuétude. — C'est un abandon regrettable.

S'il est un moyen efficace d'amener l'extinction de la rage, c'est l'emploi de la muselière. En Prusse, où le seul préservatif de cette maladie consiste à museler les chiens, les cas de rage sont tombés, dans les cinq dernières années, à 10, 6, 4, 1, 0. Par conséquent, la rage a complètement disparu de la Prusse.

Pourquoi donc n'emploie-t-on pas en France le même procédé pour arriver au même résultat? Ce n'est pas moi qui me charge de l'expliquer. Qu'il me suffise de résumer quelques faits de son histoire.

Une ordonnance du préfet de police, en date du 25 mai 1845, rendit la muselière obligatoire pour tous les chiens circulant dans les rues ou à la campagne. On interposait ainsi entre la dent du chien et les êtres vivants qu'il rencontrait un corps réellement isolant, puisque la muselière règlementaire était de forme dite « à panier », laquelle, solidement pratiquée, mettait réellement à l'abri des morsures de l'animal.

Mais bientôt on trouva cette muselière incommode, disgracieuse, empêchant pendant les chaleurs le pauvre chien de respirer librement, faisant ainsi une question de sentiment d'une question d'utilité, et l'Autorité toléra qu'on la remplaçât par la simple lanière de cuir, le ruban de soie ou de fil sur le nez. Il en résulta immédiatement, ainsi que le prouvent les statistiques, une augmentation considérable dans les cas de rage.

Ce n'est pas tout. La *Société protectrice des Animaux*, toujours si pleine de sollicitude pour ses clients, trouva cruel l'emploi de l'ancienne muselière, et mit au concours, en 1870, une « muselière perfectionnée », tant au point de vue de la sécurité de l'homme que de la commodité du chien. Plus de quarante concurrents répondirent à cet appel et une Commission fut nommée, chargée de faire un rapport. Bien entendu, ce rapport ne fut jamais fait — c'est l'histoire de toutes les Commissions — et les propriétaires de chiens, ne se sentant plus surveillés, laissèrent la muselière tomber peu à peu en désuétude.

Voilà où en sont les choses aujourd'hui. Je trouve cet

abandon très regrettable et fais des vœux pour le voir cesser, car, enfin, pourquoi la muselière échouerait-elle chez nous, alors qu'elle donne en Prusse de si admirables résultats[1] ?

1. Pour que les chiens la supportent, il faut qu'ils y soient accoutumés dès leur bas âge, sans quoi il en est qu'elle jette dans une telle exaspération qu'ils l'arracheraient ou forceraient à la leur enlever.

FIN

TABLE DES MATIÈRES

La Rage et M. Pasteur. 1
Les Précurseurs de M. Pasteur. 2
Magendie. 5
M. Galtier. 6
Maurice Raynaud 8
M. Duboué (de Pau) 11
Un résumé 14
M. Pasteur 15
Il n'existe pas de microbe de la rage. 17
Le cerveau siège de la rage. 21
Incubation réduite à sept jours. 23
Chiens rendus réfractaires à la rage. 25
Première application de la méthode Pasteur à l'homme. . 27
Description des procédés de la méthode Pasteur. 31
Trépanation d'un lapin. 31
Dessiccation des moelles. 36
Préparation du bouillon sterilisé. 37
Inoculations. 39
Inoculations pour morsures de chien. 39
Les morsures de loup plus dangereuses. 43
Inoculations pour morsures de loup 48
Les inoculés de M. Pasteur 53
La méthode Pasteur devant l'Académie. 55
Facilité de transport de la méthode Pasteur. 59
La dépense. 63
La méthode Pasteur à l'étranger 66
De la cautérisation préalable. 71

Avantages de la cautérisation.   73
Cautériser le plus tôt possible.   76
L'inoculation bénéficie de la cautérisation.   79
Limites de temps de la cautérisation.   80
De l'incubation du virus rabique.   85
La rage et le tétanos.   89
Un cas de rage extraordinaire   92
La méthode Pasteur guérit-elle la rage?   99
UN APPENDICE A LA MÉTHODE PASTEUR.   105
La rage mue.   105
Une visite à un hôpital de chiens.   106
Diagnostics différentiels de la rage.   108
Une victime de la rage mue.   111
Remarques complémentaires sur la rage.   112
De l'extinction de la rage.   115
Chiens rendus réfractaires à la rage.   115
Émoussement des dents.   118
La muselière.   118
TABLE DES MATIÈRES.   123

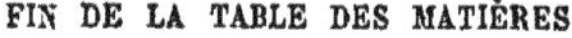

FIN DE LA TABLE DES MATIÈRES

14257. — Imprimerie A. Lahure, 9, rue de Fleurus, à Paris.

OUVRAGES DU MÊME AUTEUR

Leçons sur les Phénomènes physiques de la vie, professées par Magendie au Collège de France, et publiées par Constantin James, son élève. 3 volumes.

Leçons sur les Fonctions et les Maladies du système nerveux, professées par Magendie au Collège de France, et publiées par Constantin James, son élève. 2 volumes.

Observation de guérison d'une Paralysie de la sensibilité d'un côté de la face, avec perte de la vue, du goût, de l'ouïe et de l'odorat, présentée à l'Académie de Médecine.

Mémoire sur les Névralgies et leur traitement par l'électricité galvanique, d'après la méthode de Magendie.

Observation de guérison d'une Paralysie de la totalité du mouvement de la face (En collaboration avec Magendie).

Mémoire sur l'emploi de l'Électricité galvanique dans le traitement de la Paralysie des membres inférieurs (En collaboration avec Magendie).

Guide pratique aux Eaux minérales, aux Bains de mer et aux Stations hivernales contenant : La description détaillée des Établissements thermaux, des Plages balnéaires et des Stations hivernales, tant de la France que de l'Étranger, — Des Études sur l'Hydrothérapie ancienne et moderne, — Enfin, un Traité thérapeutique complet des diverses Maladies pour lesquelles on se rend aux eaux. 1 vol. cartonné. 12ᵉ édition. Bloud et Barral, éditeurs.

Toilette d'une Romaine au temps d'Auguste et Conseils à une Parisienne sur les cosmétiques. — Ce livre, dont la lecture a l'attrait d'un roman, comprend la description très exacte de tout ce que faisait une élégante de Rome dans un but de coquetterie, et de tout ce que doit faire une Parisienne dans un but d'hygiène. C'est, à vrai dire, le *Guide de la toilette d'une femme*. 1 volume broché. 3ᵉ édition. Garnier frères, éditeurs.

Médecine pratique des familles, comprenant : Premiers soins à donner avant l'arrivée du Médecin, — Conseils à une jeune Mère, — Un nouveau traitement de l'Acné, de la Couperose et du Pityriasis, — Cure radicale du Cancer de la face, — Guide pharmaceutique et Manuel de la garde-malade. 1 volume broché. 3ᵉ édition. Bloud et Barral, éditeurs.

Moïse et Darwin, ou l'Homme de la Genèse comparé à l'Homme-Singe. — C'est une justification complète des récits de la Genèse. C'est de plus une réfutation scientifique et humoristique des théories de Darwin sur les prétendues Transformations de l'Homme en Singe. C'est enfin le meilleur Manuel d'enseignement spiritualiste à opposer à l'enseignement athée. 1 volume broché. Bloud et Barral, éditeurs.

14257. — Imprimerie A. Lahure, 9, rue de Fleurus. Paris.